AF534121

Klärungsorientierte Psychotherapie der schizoiden, passiv-aggressiven und paranoiden Persönlichkeitsstörung

Praxis der Psychotherapie von Persönlichkeitsstörungen
Band 8

Klärungsorientierte Psychotherapie der schizoiden, passiv-aggressiven und paranoiden Persönlichkeitsstörung

Prof. Dr. Rainer Sachse, Dipl.-Psych. Meike Sachse

Herausgeber der Reihe:

Prof. Dr. Rainer Sachse, Prof. Dr. Philipp Hammelstein, PD Dr. Thomas Langens

Rainer Sachse
Meike Sachse

Klärungsorientierte Psychotherapie der schizoiden, passiv-aggressiven und paranoiden Persönlichkeitsstörung

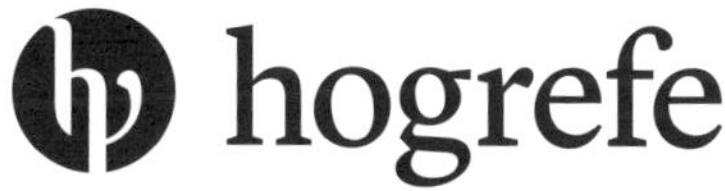

hogrefe

Prof. Dr. Rainer Sachse, geb. 1948. 1969–1978 Studium der Psychologie an der Ruhr-Universität Bochum. Ab 1980 Wissenschaftlicher Mitarbeiter an der Ruhr-Universität Bochum. 1985 Promotion. 1991 Habilitation. Privatdozent an der Ruhr-Universität Bochum. Seit 1998 außerplanmäßiger Professor. Leiter des Institutes für Psychologische Psychotherapie (IPP), Bochum. Arbeitsschwerpunkte: Persönlichkeitsstörungen, Klärungsorientierte Psychotherapie, Verhaltenstherapie.

Dipl.-Psych. Meike Sachse, geb. 1983. 2002–2008 Studium der Psychologie an der Technischen Universität Chemnitz. Ausbildung zur Psychologischen Psychotherapeutin (Verhaltenstherapie). Seit 2009 Mitarbeiterin am Institut für Psychologische Psychotherapie (IPP), Bochum. Arbeitsschwerpunkte: Klärungsorientierte Psychotherapie, Persönlichkeitsstörungen.

Bibliografische Information der Deutschen Nationalbibliothek
Die Deutsche Nationalbibliothek verzeichnet diese Publikation in der Deutschen Nationalbibliografie; detaillierte bibliografische Daten sind im Internet über http://dnb.dnb.de abrufbar.

Das Werk einschließlich aller seiner Teile ist urheberrechtlich geschützt. Jede Verwertung außerhalb der engen Grenzen des Urheberrechtsgesetzes ist ohne Zustimmung des Verlags unzulässig und strafbar. Das gilt insbesondere für Vervielfältigungen, Übersetzungen, Mikroverfilmungen und die Einspeicherung und Verarbeitung in elektronischen Systemen.

Hogrefe Verlag GmbH & Co. KG
Merkelstraße 3
37085 Göttingen
Deutschland
Tel. +49 551 999 50 0
Fax +49 551 999 50 111
verlag@hogrefe.de
www.hogrefe.de

Umschlagabbildung: © Martin Dimitrov – iStock.com by Getty Images
Satz: Matthias Lenke, Weimar
Druck: Hubert & Co, Göttingen
Printed in Germany
Auf säurefreiem Papier gedruckt

1. Auflage 2017
© 2017 Hogrefe Verlag GmbH & Co. KG, Göttingen
(E-Book-ISBN [PDF] 978-3-8409-2844-4; E-Book-ISBN [EPUB] 978-3-8444-2844-5)
ISBN 978-3-8017-2844-1
http://doi.org/10.1026/02844-000

Inhaltsverzeichnis

1 Einleitung: Die schwierigen Distanz-Störungen

In diesem Buch befassen wir uns mit den wirklich schwierigen Distanz-Störungen: Mit der schizoiden, der passiv-aggressiven und der paranoiden Störung.

„Schwierig“ sind diese Störungen deshalb, weil die Klienten, die solche Störungen aufweisen, im Therapieprozess eine Fülle von Interaktionsproblemen realisieren: Hohe Ich-Syntonie, mangelnde Änderungsmotivation, extremes Misstrauen, schlechten Zugang zu internalem Erleben, starkes Testverhalten, Realisation einer Vielzahl von schwierigen Interaktionssituationen.

Wie an anderer Stelle ausgeführt (Sachse, 2013), haben wir im Hinblick auf Persönlichkeitsstörungen eine Unterscheidung getroffen zwischen „Nähe-Störungen“ und „Distanz-Störungen“; diese Unterscheidung ist von großer praktischer Relevanz für die konkrete Psychotherapie.

1.1 Nähe-Störungen

Nähe-Störungen sind dadurch gekennzeichnet, dass Klienten, die diese Störungen aufweisen, zu Interaktionspartnern Nähe herstellen: Sie gehen Beziehungen ein, Beziehungen sind ihnen wichtig; sie gehen auch (in spezifischer Form!) Bindungen ein, sie stellen zu Partnern aktiv Nähe her und haben ein Bedürfnis nach Nähe. Sie nutzen z. T. manipulative Strategien, um zu Interaktionspartnern Nähe herzustellen und Partner an sich zu binden. Andererseits nutzen sie hergestellte Nähe auch aus, um Interaktionspartner für andere Ziele einzuspannen, d. h. sie manipulieren auch *durch* Nähe.

Zu den „Nähe-Störungen“ gehören:

- die Narzisstische Persönlichkeitsstörung
- die Histrionische Persönlichkeitsstörung
- die Selbstunsichere Persönlichkeitsstörung
- die Dependente Persönlichkeitsstörung

Therapeuten können zu Klienten mit Nähe-Störungen in der Regel relativ leicht eine therapeutische Beziehung aufbauen: Sie können, wenn sie richtig mit diesen Klienten umgehen, relativ schnell Beziehungskredit schaffen, was zur Folge hat, dass sie diese Klienten auch relativ schnell konfrontieren können. (Diese Aussagen gelten im Durchschnitt; natürlich gibt es auch hier einige Klienten, bei denen sich dies schwierig gestaltet; jedoch ist die Herstellung einer therapeutischen Allianz im Schnitt einfacher als bei den Distanz-Störungen.)

Auf der anderen Seite werden Therapeuten von diesen Klienten aber auch recht schnell „eingespannt", in ihr System integriert: Die Klienten nutzen die Therapeut-Klient-Beziehung auch dazu, den *Therapeuten* zu manipulieren. Auf diese Aspekte muss ein Therapeut daher besonders achten (vgl. Döring & Sachse, 2008a, 2008b; Sachse, 1997a, 1999, 2000, 2001a, 2001b, 2002, 2004a, 2004b, 2004c, 2005, 2006a, 2006b, 2007a, 2008, 2013, 2014a, 2014b, 2014c, 2014d; Sachse, Fasbender, Breil & Sachse, 2012; Sachse, Fasbender & Sachse, 2014; Sachse, Sachse & Fasbender, 2010, 2011, 2014; Sachse et al., 2013).

1.2 Distanz-Störungen

Distanz-Störungen sind dadurch gekennzeichnet, dass Klienten, die diese Störungen aufweisen, zu Interaktionspartnern Distanz halten: Sie gehen nur schwer oder gar nicht Beziehungen ein, Beziehungen sind nicht so wichtig, sie vermeiden Beziehungen, sie gehen Nähe aus dem Weg und stellen aktiv Distanz her; sie verteidigen ihre Grenzen und lassen nur ausgewählte Personen in ihr Territorium. Sie nutzen z. T. manipulative Strategien, um Interaktionspartner auf Distanz zu halten und um Bindungen zu verhindern (vgl. Döring & Sachse, 2008b; Sachse, 1997a, 1999, 2001b, 2004c, 2006a, 2013, 2014e; Sachse, Kiszkenow-Bäker & Schirm, 2015).

Die Distanz-Störungen sind:
- Passiv-aggressive Persönlichkeitsstörung
- Schizoide Persönlichkeitsstörung
- Paranoide Persönlichkeitsstörung
- Zwanghafte Persönlichkeitsstörung

Zu Klienten mit Distanz-Störungen bauen Therapeuten nur schwer eine Therapeut-Klient-Beziehung auf: Der Beziehungsaufbau ist in der Regel mühsam und langwierig. Therapeuten haben oft über längere Phasen hinweg den Eindruck, dass sich in der Beziehung nichts verändert. Da Therapeuten bei diesen Klienten auch nur sehr langsam Beziehungskredit herstellen können, können konfrontative Interventionen auch erst sehr spät realisiert werden. Bei diesen Klienten stellt der Aufbau einer vertrauensvollen Therapeut-Klient-Beziehung bereits eine zentrale therapeutische Aufgabe dar: Es ist ein Therapie-*Ziel*, keine Therapie-Voraussetzung.

1.3 Relevanz der Unterscheidung

1.3.1 Vertrauen und Beziehungsaufnahme

Wie schon ausgeführt, unterscheiden sich Klienten mit Nähe- und Distanzstörungen in ihrer Beziehungsaufnahme. Klienten mit Nähe-Störungen entwickeln relativ schnell Vertrauen zum Therapeuten, *falls Therapeuten sie gut komplementär behandeln*: Daher gelingt meist relativ schnell eine gute Beziehungsgestaltung; daher können Therapeuten die Klienten auch relativ schnell steuern und konfrontieren.

Klienten mit Distanz-Störungen bauen jedoch nur langsam Vertrauen zum Therapeuten auf: Die Beziehungsaufnahme-Phase kann daher sehr lange dauern. Therapeuten können Klienten daher oft lange nicht gut steuern, Klärungsprozesse stoßen schnell „an die Kante des Möglichen" und Therapeuten können die Klienten über lange Zeit nicht konfrontieren.

1.3.2 Affekte und Verarbeitungsprozesse

Klienten mit Nähe- und Distanz-Störungen unterscheiden sich aber nicht nur im Hinblick auf ihr Beziehungsverhalten. Klienten mit Nähe-Störungen haben kaum Schemata, die ihr affektives Verhalten regulieren: Sie lassen meist ihre Emotionen und Affekte zu, sie machen auch oft positive Erfahrungen und sie weisen damit auch in relativ hohem Ausmaß positive Affekte auf. Positive Affekte sind eine Voraussetzung dafür, in einem intuitiv-holistischen Modus denken zu können oder wie Kuhl (2001) sagt „Zugang zum Extensionsgedächtnis" zu haben: Und damit ist es eine Voraussetzung dafür, komplex und kreativ denken zu können.

Klienten mit Distanz-Störungen weisen dagegen oft „Kontroll-Schemata" auf: Sie weisen ein hohes Maß an Selbstkontrolle (Sachse, 2014b) auf, kontrollieren Emotionen und Affekte, interpretieren oft Situationen negativ und erleben damit auch häufig negative Affekte. Damit schränken sie aber nicht nur ihre eigene Spontaneität ein, sondern sie behindern intuitiv-holistisches Denken und damit ihre Kreativität und ihre Fähigkeit, komplexe Sachverhalten zu erfassen: Tatsächlich schränken sie damit ihre Kompetenzen selbst ein und behindern sich dadurch noch weiter.

1.3.3 Therapeutische Konsequenzen

Therapeuten sollten im Umgang mit Distanz-Störungsklienten beachten:

- Therapeuten sollten lange und geduldig an Beziehungsgestaltung arbeiten.
- Therapeuten sollten die Klienten auf keinen Fall unter Druck setzen.
- Transparenz ist hier eine zentrale Variable: Therapeuten sollten alles transparent machen, erläutern, was sie tun, was sie wollen und nicht wollen usw.
- Therapeuten sollten den Klienten ein hohes Maß an Kontrolle einräumen.
- Dennoch sollten Therapeuten sich nicht von Klienten kontrollieren lassen und sich nicht komplementär zur Spielebene verhalten.

1.3.4 Forschungsstand

Nähe- und Distanz-Störungen unterscheiden sich auch signifikant darin, in welchem Ausmaß es

- theoretische Konzeptentwicklungen,
- empirische Forschungsarbeiten,
- therapeutische Konzeptionen gibt.

Distanz-Störungen treten in Therapien signifikant seltener auf als Nähe-Störungen: Die unmittelbare Konsequenz ist, dass wir mit Distanz-Störungen weniger praktische Erfahrungen haben als mit Nähe-Störungen; wir können daher über diese Störungen weniger differenzierte Aussagen machen.

Da Distanz-Störungen selten sind, ist auch die empirische Forschung erschwert: Dies hat zur Folge, dass diese Störungen empirisch auch schlechter erforscht sind, es gibt daher deutlich weniger empirische Forschungsliteratur. Insgesamt sind Annahmen über Distanz-Störungen deutlich weniger elaboriert und deutlich schlechter empirisch abgesichert als Annahmen über Nähe-Störungen.

Ein Problem bei der Forschung liegt auch darin, dass Autoren oft keine einzelne Störung empirisch erforschen, sondern ein ganzes DSM-Cluster. So untersuchen viele Studien z. B. das „Cluster A" des DSM, was aus meiner Sicht ein erhebliches Problem ist, da die Störungen dieses Clusters (PAR, SCH und schizotypisch) psychologisch gesehen *sehr* unterschiedliche Störungen sind, die gar nicht einheitlich erfasst werden können (vgl. Esterberg et al., 2010; Gooding et al., 2007; Kendler et al., 2006; Miller et al., 2001; Williams et al., 2005). Empirische Aussagen solcher Art sind daher wenig sinnvoll.

2 Die schizoide Persönlichkeitsstörung

2.1 Beschreibung der Störung

Klientinnen und Klienten mit schizoider Persönlichkeitsstörung sind in ambulanten Psychotherapien relativ selten; dagegen kommen schizoide Stile, auch als Komorbiditäten mit anderen Persönlichkeitsstörungen, häufig vor: Das Verständnis für diese Störung spielt daher für ambulante Therapeuten eine recht große Rolle.

Klientinnen und Klienten mit schizoiden Persönlichkeitszügen sind recht charakteristisch (vgl. LeLord & André, 2009; Millon, 1986, 1996; Oldham & Morris, 2010). Personen mit schizoider Persönlichkeitsstörung (SCH; von griechisch „shizo“ = abgeschnitten) oder schizoidem Persönlichkeitsstil haben weniger Interesse an (engen) Beziehungen als Menschen ohne diesen Stil oder diese Störung: Sie tun relativ wenig dafür, Beziehungen mit anderen einzugehen, tun relativ wenig dafür, Beziehungen zu anderen zu pflegen oder zu erhalten, und leiden weniger unter Beziehungsabbrüchen als andere Personen (Sachse, 1999, 2001b, 2004a, 2006a, 2014c). Millon (2011) nennt sie deshalb „asozial“ (= nicht-sozial). Die schizoide Persönlichkeits-*Störung* führt zu einer erheblichen Beeinträchtigung der Lebensqualität (Cramer et al., 2006; Grant et al., 2004; McWilliams, 2006).

Tatsächlich ist es aber wichtig davon auszugehen, dass auch die schizoiden Charakteristika von einem leichten Stil bis zu einer schweren Störung rangieren können. Personen mit einem *schizoiden Stil* haben meist (wenige) feste Beziehungen und benötigen sie auch; das ist ihnen auch klar. Sie halten diese Beziehungen meist auch über lange Zeit aufrecht. Darüber hinaus brauchen Sie aber immer wieder „Auszeiten“ von der Beziehung: Sie brauchen oft Freiräume, in denen sie tun können, was sie möchten, in denen sie auf andere keine Rücksicht nehmen müssen, in denen sie sich selbst beweisen können, dass sie allein existieren können, sowohl praktisch als auch emotional.

Deshalb machen sie immer wieder Reisen allein, sie besuchen allein Freunde, gehen allein spazieren etc.: Sie brauchen dieses Gefühl, autonom sein zu können, dann haben sie oft guten Kontakt zu sich selbst. Alleinsein ist daher für diese Personen nicht aversiv, sie fühlen sich dabei nicht „einsam“; Alleinsein ist vielmehr ein angenehmer Zustand, den man von Zeit zu Zeit unbedingt benötigt.

Personen mit schizoidem Stil mögen meist keine Veranstaltungen, auf denen sich viele Menschen aufhalten; Großveranstaltungen jeder Art sind ihnen zuwider; Kontakte zu Kollegen sind ok, wenn man sie in Grenzen halten und wenn man andere auf Abstand halten kann. Erzwungene gemeinsame Aktivitäten wie Betriebsausflüge, Klassenfahrten etc. sind Personen mit schizoidem Stil hingegen meist ein Graus, sie versuchen, sie wenn möglich zu vermeiden.

Meist haben diese Personen auch nur einen sehr kleinen Freundeskreis; manchmal haben sie sogar gar keine Freunde, sondern nur einen festen Partner; unter diesem Zustand leiden sie dann aber auch nicht besonders. Oft tun sie auch nicht viel, um Freundschaften zu pflegen: Initiativen zum Treffen oder zu Aktivitäten gehen oft von anderen aus. Das macht Freunde zuweilen unzufrieden und führt manchmal auch dazu, dass die Freunde die Beziehung abbrechen, weil sie sich ignoriert und vernachlässigt fühlen.

Personen mit schizoidem Stil wirken oft stark introvertiert: Sie ziehen sich „in sich selbst zurück", vergraben sich in ihrem Zimmer, lesen viel, chatten am Computer u.ä. Sie befassen sich oft ausgiebig mit bestimmten Themen und sind darin dann auch recht gut; ihr Interesse für „die Außenwelt" scheint dann jedoch relativ gering zu sein. Es scheint so, als würden sie sich in hohem Maße eine „eigene Realität" erschaffen.

Manchmal stehen die Personen mit schizoidem Stil Beziehungen auch eher „nüchtern" gegenüber: Sie sind rational, wenig emotionalisierbar („Homo Faber"; Frisch, 1968). Sie öffnen sich Interaktionspartnern nur wenig: Diese brauchen Zeit und Geduld, um an die Person „heranzukommen".

Man kann davon ausgehen, dass alle Personen Beziehungen brauchen, aber auch ab und zu ein (als positiv empfundenes) Alleinsein wollen: Gerade dieser Aspekt nimmt mit dem Ausmaß schizoider Tendenzen zu (vgl. Abbildung 1).

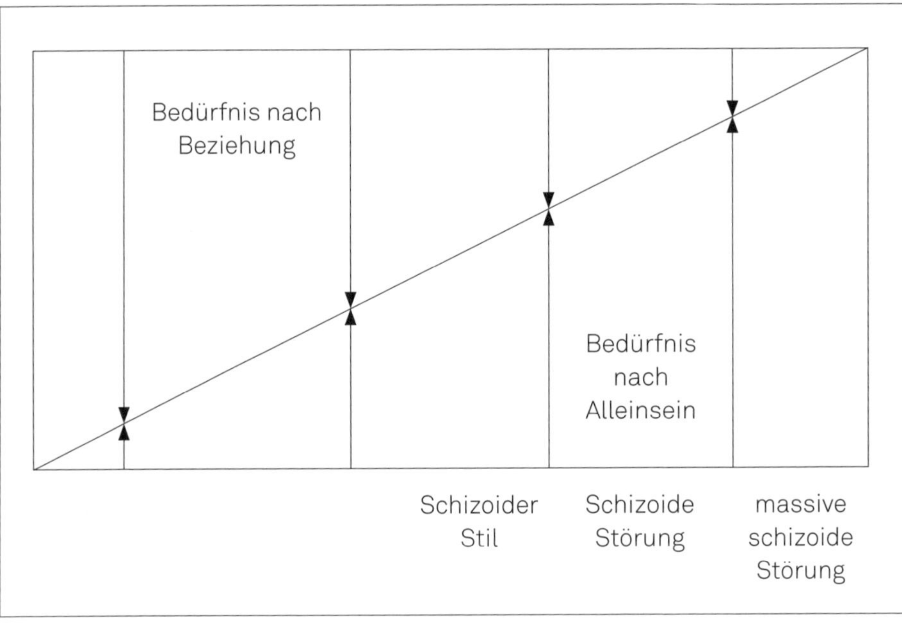

Abbildung 1: Schizoide Tendenzen und Ausmaß schizoider Tendenzen

Personen mit schizoider Störung haben ein reduziertes Bedürfnis nach Beziehung, aber es ist nie gleich Null!

Personen mit ausgeprägter schizoider Störung behaupten oft von sich, gar keine Beziehungen zu benötigen, bestens allein klarzukommen, und tun auch nichts, um ihr Single-Dasein zu beenden.

Personen mit schizoidem Stil

- sind oft sozial kompetent, können zugewandt, freundlich, empathisch sein;
- haben aber oft kein Bedürfnis nach näheren Kontakten, außer zu ausgesuchten Bezugspersonen;
- können sich meist freundlich, aber deutlich abgrenzen;
- halten zu anderen eine spürbare Distanz;
- verbringen gerne Zeit für sich alleine, machen allein Aktivitäten etc.;
- mögen gelegentliche Kontakte, möchten diese aber nicht zu eng werden lassen;
- geben nur wenig von sich preis;
- sind sich oft ihren Tendenzen und Bedürfnissen nicht klar.

Personen mit schizoider Störung halten Beziehungen nicht für wertvoll und förderlich, für schwer kalkulierbar, für eine Quelle von Missverständnissen und daher für anstrengend und bleiben, wenn möglich, allein: Sie machen Urlaub allein, wohnen allein, machen Unternehmungen allein. Sie wissen oft mit sozialen Kontakten wenig anzufangen und halten andere auf Distanz, oft mit einem nonverbalen Interaktionsverhalten, das Interaktionspartner hochgradig abstößt. Aufgrund ihrer geringen „sozialen Responsibilität" wirken sie oft auf Interaktionspartner arrogant.

Personen mit schizoider Störung sind meist sozial isoliert, anders als Selbstunsichere (Sachse, Fasbender & Sachse, 2014) tun sie aber nichts, um den Zustand zu beenden, sondern „richten sich in ihrem Alleinsein ein".

Da sie wenig soziale Kontakte haben, zeigen sie oft auch *soziale Kompetenz-Defizite*: Sie wissen nicht, wie die sozialen Regeln sind, kennen Verhaltensstandards oft nicht, können keinen Smalltalk machen und sind in vielen sozialen Situationen sehr unsicher. Wenn sie sozial interagieren, bleiben sie blass, uncharismatisch, hölzern, unsicher (Millon, 2011).

Das macht es ihnen dann auch faktisch schwer, Kontakte aufzunehmen: Sie nehmen Kontakte manchmal auf eine Weise auf, die Interaktionspartner irritiert bis abschreckt (der Versuch zu „flirten" ist oft „unterirdisch" und bewirkt genau das Gegenteil von dem, was beabsichtigt ist).

Aufgrund ihrer mangelnden sozialen Erfahrung haben SCH oft auch Probleme, soziale Signale zu verstehen: Sie können oft nonverbale Signale nicht korrekt deuten, verstehen emotionale Gesichtsausdrücke nicht gut und verstehen manchmal auch nicht, was in sozialen Interaktionen passiert: Das führt natürlich zu einer starken Verunsicherung und verstärkt die Annahme, dass Interaktionen schwierig und potenziell gefährlich sind.

Sie haben den Eindruck, dass kaum jemand sie versteht und sich niemand in sie hineinversetzen kann. Und da sie anderen auch wenig Gelegenheit dazu geben, ist dieser Eindruck oft auch zutreffend. Sie neigen aber auch selbst nur wenig dazu, ihren Zustand zu reflektieren; es ist schwierig für sie, eine internale Perspektive einzunehmen. Sie vermeiden stark eine Auseinandersetzung mit ihrem eigenen Zustand (Millon, 2011).

Die Klienten haben in ihrer Biografie meist die Erfahrung gemacht, dass sie sich auf niemanden verlassen können: Daraus haben sie den Schluss gezogen, dass sie sich völlig auf sich selbst verlassen müssen. Wir nennen diese Tendenz „Flucht in die Autonomie“. Sie führt dazu, dass man sich weitgehend von anderen unabhängig zu machen versucht.

Und das tun Menschen mit SCH auch im Hinblick auf Lob: Sie versuchen, sich auch hier von anderen unabhängig zu machen, was ihnen aber nicht wirklich gelingt: Im Grunde benötigen sie Anerkennung sogar in hohem Maße!

In der Therapie interagieren sie oft auch mit dem Therapeuten sehr wenig: Sie sagen kaum etwas von sich aus, machen lange Pausen, „lassen sich die Würmer aus der Nase ziehen“. Sie glauben, dass auch der Therapeut sie nicht verstehen kann und lassen sich nur sehr langsam und zögernd auf eine therapeutische Beziehung ein.

Klienten mit schizoider Persönlichkeitsstörung (SCH) fallen dem Therapeuten praktisch sofort auf: Sie sagen wenig, wirken starr und versteinert, realisieren kaum Mimik und Gestik, antworten auf Fragen kurz und knapp, lächeln den Therapeuten nicht an und lächeln auch nicht zurück (Kosson et al., 2008). Therapeuten haben schnell den Eindruck, dass sie aktiver sein müssen, dass sie das Gespräch „am Laufen halten“ müssen.

Da die Klienten insgesamt wenig emotional sind, ist auch ihre Sprache wenig emotional (und damit sind sie das genaue Gegenstück zur Dramatik der Histrioniker; Sachse, Fasbender, Breil & Sachse, 2012): Sie reden eher sachlich, formal, neigen zu Intellektualisierung und Theoretisierung. Interaktionell sind sie daher eher „Langweiler“, Personen, die von Interaktionspartnern eher gemieden werden.

Die Klienten zeigen auch einen *sehr* schlechten Zugang zu ihren Wünschen, Bedürfnissen und Motiven: Sie zeigen damit eine sehr hohe Alienation (Baumann & Kuhl, 2003; Baumann et al., 2003; Beckmann, 1998, 2006; Kuhl, 1995, 2001; Kuhl & Beckmann, 1994; Kuhl & Kaschel, 2004). Auch Affekte (als Informationen über Motive etc.) nehmen sie kaum wahr und wenn, dann können sie diese meist nicht interpretieren (Sachse, 2014a; Sachse & Langens, 2014; vgl. auch Coolidge et al., 2013).

Es ist nötig für Therapeuten, zunächst eine hochgradig empathische Beziehung aufzubauen, geduldig zu sein, Pausen auszuhalten, den Klienten nicht unter Druck zu setzen. *Auf keinen Fall* sollte ein Therapeut versuchen, den Klienten „zu emotionalisieren“ oder die Therapie mit „Trainings“ o.ä. zu beginnen: Damit werden die Klienten sich unverstanden fühlen, empfinden ihre Autonomie als verletzt und werden sehr wahrscheinlich reaktant! Ein Therapeut darf nie bei einem solchen Klienten den Prozess forcieren!

Die Klienten machen zuerst den Eindruck, kaum oder gar nicht an sozialen Beziehungen interessiert zu sein und sich intentional von solchen fernzuhalten. Hat der Klient dann aber eine tragfähige Beziehung zum Therapeuten, dann wird deutlich, dass der Klient *hoch ambivalent* ist: Er hält Beziehungen nicht für nützlich und positiv und hat auch, aufgrund (oft starker) Verhaltensdefizite, Angst vor Kontakten, *wünscht sich andererseits aber Nähe und Beziehungen* (Martens, 2010; Thylstrup & Hesse, 2009).

Die Botschaft „ich bin nicht an Beziehungen interessiert“, entpuppt sich in der Therapie als eine Art „Selbst-Ideologie“ und Selbst-Täuschung (Sachse, 2014c), an die die Klienten selbst glauben wollen und als eine Art von „Saure-Trauben-Strategie“: „Da ich keine Beziehung haben kann, will ich auch keine.“

Die Klienten realisieren auch in hohem Maße eine *„Flucht in die Autonomie"*: Da sie Beziehung nicht für förderlich und nicht für solidarisch halten, haben sie die Überzeugung, dass sie sich nur auf sich selbst verlassen können: *Sie müssen autonom bleiben* und allein klarkommen können, damit ihnen nichts passieren kann. Die Ideologie ist schließlich die Verkörperung des „Marlboro-Mannes": Ein Cowboy, der allein in den Sonnenuntergang reitet und sagt: „Come to where the flavor is!": Allein im Monument Valley, mit Pferden und Bohnen; tatsächlich aber mit vielen unerfüllten Sehnsüchten und Hoffnungen.

Die therapeutischen Konsequenzen aus dieser Erkenntnis sind:

- Der Klient hat dieses System als Selbstschutz entwickelt; er wird es also erst dann aufweichen, wenn er den Eindruck hat, dass er den Schutz nicht mehr (in so hohem Ausmaß) braucht.
- Der Therapeut sollte also den Klienten stärken, bevor er die Annahmen hinterfragt.
- Der Therapeut darf den Schutz des Klienten niemals angreifen, denn das führt mit sehr hoher Wahrscheinlichkeit dazu, dass der Klient den Schutz verstärkt, weil er glaubt, dass das nun notwendig ist!

Klienten sind oft „in ihrem Verhalten gefangen": Sie wissen nicht, wie sie sich anders verhalten sollen, fürchten sich auch vor (für sie) schwierigen Interaktionssituationen, stehen Beziehungen auch ambivalent gegenüber und machen infolgedessen *„mehr desselben"*. Selbst sind sie mit diesem Zustand keineswegs zufrieden, beherrschen aber im Allgemeinen die „Saure-Trauben-Strategie" recht gut und mit der Zeit auch immer besser: „Was ich nicht bekomme, will ich auch gar nicht haben und das ist auch in Ordnung." Durch solche kognitiven Strategien, das sollte Therapeuten klar sein, steigern die Klienten auch die *Ich-Syntonie* der Störung: Der Klient glaubt, dass seine Strategie notwendig und angemessen ist!

Und so halten die Klienten, auch vor sich selbst, die Ideologie aufrecht, dass sie Beziehungen nicht wollen und nicht brauchen. Therapeuten sollten aber diese Ideologie nicht glauben: Sie ist ein Image, das jedoch keineswegs den wirklichen internalen Zustand abbildet: Wie andere Images auch, so ist auch dies *keine valide Informationsquelle*.

Ihre Strategie, in Interaktionssituationen nicht zu interagieren und auch das nonverbale Verhalten (Gestik, Mimik) „herunterzufahren", *ist die wahrscheinlich beste Distanzierungsstrategie überhaupt*: Sie verunsichern und verschrecken Interaktionspartner in hohem Maße und dies führt dazu, dass andere dem Kontakt effektiv aus dem Wege gehen. Nach allem, was man heute psychologisch weiß, ist eine Strategie der „Nicht-Reaktion", vor allem auf nonverbaler Ebene, die beste Strategie, Interaktionspartner schnell und effektiv zu verunsichern. (Will man als Person jemanden, der einen „anbaggert", auf Distanz halten, dann ist diese Strategie geradezu ideal: Man muss sie aber üben, normalerweise ist sie recht schwierig durchzuhalten, aber sie ist hoch effizient!)

2.2 Charakteristika der Störung

Eine schwere schizoide Persönlichkeitsstörung (SCH) erscheint als auffällig und schwerwiegend; jedoch meint Yontef (2001), dass leichte schizoide Stile sehr weit verbreitet seien: Fast jeder, so meint er, habe Facetten davon.

Empirisch erweisen sich einige Charakteristika von SCH als valide (vgl. Ahmed et al., 2012; Carrasco & Lecic-Tosevski, 2000; Esterberg et al., 2010; Grant et al., 2004; Kalus et al., 1993; Kosson et al., 2008; Kramer & Meystre, 2010; Pérez-Álvarez, 2003; Triebwasser et al., 2012; Wiggins & Pincus, 1992): Personen mit SCH

- weisen einen Mangel an Bindung an andere Personen auf,
- zeigen wenig Engagement im Hinblick auf soziale Kontakte,
- zeigen oft mangelnde soziale Kompetenzen und mangelnde Fähigkeiten, das Verhalten oder die Emotionen anderer zu verstehen,
- weisen ein hohes Ausmaß an Anhedonie auf und Schwierigkeiten, Freude zu empfinden (Harper, 2004; Katz, 2004; Martens, 2011; Mittal et al., 2007; Nirestean et al., 2012; Rasmussen, 2005; Yan et al., 2011).

Personen mit SCH zeigen aber dennoch auch eine starke Sehnsucht nach Nähe (Thylstrup & Hesse, 2009) und weisen eine erhöhte Komorbidität mit Depressionen auf (Bockian, 2006; Skodol et al., 2011). Einige Autoren vertreten die These, dass schwere Formen von SCH nur noch schwer von einem Asperger-Syndrom zu unterscheiden sind (Attwood, 2007; Fitzgerald & Corvin, 2001; Mittal et al., 2007; Remschmidt, 1997; Tantam, 2000; Wolff, 1998, 2000). Personen mit einer schizoiden Persönlichkeitsstörung (SCH) gehen aufgrund ihrer Schemata davon aus, dass „Beziehungen sich nicht lohnen" und dass Beziehungen auch eher gefährlich sind. Und so bauen sie sich selbst gegenüber ein Glaubenssystem auf, dass sie Menschen auch nicht brauchen: Sie schaffen damit eine sehr starke „Selbst-Täuschung" der Art: „Ich komme gut allein klar." (Sachse, 2014b).

Tatsächlich brauchen aber *alle* Menschen Beziehungen: Zwar in unterschiedlichem Ausmaß, aber es gibt niemanden, der Beziehungen wirklich gar nicht braucht: Und daher existiert neben der Selbst-Täuschung („Ich brauche niemanden.") eine (mehr oder weniger starke) Sehnsucht, Beziehungen zu haben, die jedoch (mehr oder weniger erfolgreich) aus dem Bewusstsein ausgeblendet wird. Oft wird den Klienten diese Sehnsucht selbst erst im Laufe der Therapie klar. Dies aber bedeutet: Es ist *nicht* zutreffend, dass die SCH keine Beziehungen brauchen und kein Interesse an Kontakten und Sex haben, sondern sie schaffen es vielmehr, sich und anderen dies glaubhaft *vorzumachen*.

Personen mit SCH nehmen wenig soziale Kontakte auf: Daher fehlen ihnen auch in aller Regel soziale Trainingsmöglichkeiten; und damit weisen sie meist (starke) soziale Kompetenzdefizite auf. Anders als bei Selbstunsicheren gehen die Defizite manchmal so weit, dass sie soziale Regeln nicht (gut) kennen und soziale Interaktionen nicht verstehen (Millon, 1996): Sie machen daher (elementare) soziale Handlungsfehler und erhalten dadurch negatives Feedback, was wiederum ihr Vermeidungsverhalten verstärkt. Dadurch verstärken sich auch die negativen Schemata: Das System stabilisiert sich und verschlimmert sich über die Zeit.

Sie nehmen soziale Kontakte auf, wenn sie es müssen, wirken dann aber oft auf andere hölzern, unbeholfen und manchmal „arrogant“ (was meist eine Fehlinterpretation ihrer Unsicherheit ist). Ihr Sozialverhalten ist z. T. Ausdruck dieser Defizite, z. T. aber auch Ausdruck der Strategie, andere auf Distanz zu halten: Sie gehen in Interaktionen und zeigen dabei oft keinen affektiven Ausdruck. Sie lächeln nicht, reagieren nicht auf das Lächeln anderer, zeigen keine Mimik, reduzierte Gesten u. Ä. Auf Interaktionspartner wirken sie dann wie „Zombies“, was diese stark verunsichert und dazu verleitet, den Kontakt mit den Personen zu meiden.

Personen mit einem schizoiden *Stil* haben zwar Kontakte und auch Partnerschaften, genießen es jedoch, allein zu sein; sie haben nur wenige Freunde, und obwohl sie oft durchaus hohe soziale Kompetenzen aufweisen können, mögen sie Veranstaltungen wenig, auf denen sich mehr als 4 Menschen aufhalten, insbesondere, wenn sie diese nicht kennen.

Sie beobachten andere und nehmen wahr, dass diese Beziehungen haben und sich in diesen wohlfühlen; dies kann eine diffuse Sehnsucht und diffuse Unzufriedenheit auslösen. In der Realität bemerken sie auch oft, dass sie doch weniger gut klarkommen, als sie glauben wollen.

2.2.1 Weitere Charakteristika

Millon (1996, 2011) und Nirestean et al. (2012) spezifizieren weitere Charakteristika:

- Die Personen zeigen ein geringes Ausmaß an Energie und „Vitalität“.
- Sie halten sich in sozialen Situationen im Hintergrund.
- Sie zeigen wenig Interesse am Leben anderer.
- Ihre sozialen Interaktionen sind förmlich, funktional.
- Sie weisen einen Mangel an sozialen Kompetenzen auf.
- Sie zeigen kein Interesse an sozialen Aktivitäten, sie wollen lieber für sich bleiben.
- Sie zeigen eine geringe Introspektionsfähigkeit.
- Ihr emotionaler Ausdruck und ihr emotionales Erleben sind stark reduziert.
- Sie haben Schwierigkeiten, sich in andere Personen hineinzuversetzen.
- Sie zeigen Schwierigkeiten, relevante von irrelevanten sozialen Stimuli zu unterscheiden.
- Sie haben große Schwierigkeiten, sich selbst, ihre Intentionen und Präferenzen zu beschreiben.
- Sie können emotionale Zustände kaum differenzieren oder wahrnehmen.

2.2.2 Prävalenz und Komorbiditäten

Die Prävalenz der SCH wird auf 1 % der Normalbevölkerung geschätzt (Samuels et al., 2002; Torgersen, 2009; Weissman, 1993). Häufige Komorbiditäten von SCH sind SU, DEP, ZWA und Ängste (Millon, 2011).

2.2.3 Diagnostik: DSM-Kriterien

Die DSM-Kriterien der schizoiden Persönlichkeitsstörung sind:
- die Person hat keinen Wunsch nach engen Beziehungen;
- sucht Unternehmungen, die sie allein durchführen kann;
- zeigt wenig Interesse an sexuellen Kontakten;
- findet nur an wenigen Tätigkeiten Gefallen;
- hat keine engen Freunde oder Vertraute;
- ist gleichgültig gegenüber Lob oder Kritik;
- macht einen kalten, unnahbaren Eindruck und zeigt einen eingeschränkten Affekt.

2.3 Störungstheorie

2.3.1 Zentrale Beziehungsmotive

Man kann annehmen, dass Klienten mit schizoider Persönlichkeitsstörung in ihrer Biografie die Erfahrung „emotionaler Verwahrlosung" gemacht haben (Martens, 2010). Beispielsweise erzählte mir ein schizoider Klient, dass er in einer Familie mit zwei Geschwistern aufgewachsen sei, dass es aber zwischen allen Familienmitgliedern kaum Kontakt gegeben habe. So gab es
- keinen Körperkontakt, keine Zärtlichkeiten;
- kaum emotionale Zuwendung, kaum Lob und Anerkennung;
- kaum Kommunikation;
- die Eltern waren nie da und standen nie zur Verfügung; sie haben sich nie persönlich gekümmert;
- die Eltern haben dem Kind nie Unterstützung, Schutz, Geborgenheit, Sicherheit geboten.

Die Eltern sorgten für alles: Essen, Kleidung, Kindermädchen, Nachhilfe. Sie kümmerten sich jedoch kaum um die Kinder. Jeder in der Familie war auf sich allein gestellt; jeder musste für sich sorgen und seine Dinge regeln. Es wurde nicht gemeinsam gefrühstückt, und es gab keine gemeinsamen Aktivitäten. Die Atmosphäre war kalt und frostig, zweckdienlich, aber nicht herzlich.

Die zentrale Erfahrung der Klienten in ihrer Biografie, so kann man aus den biografischen Analysen schließen, war aber: Es ist nie jemand wirklich, persönlich oder emotional für mich da; es ist nie jemand da, wenn ich jemanden brauche: Zur Unterstützung, zum Reden, zum Verstandenwerden; wenn ich Hilfe brauche, zur Ansprache.

Daher muss man annehmen, dass das am stärksten frustrierte Beziehungsmotiv *Solidarität* ist.

Und damit ist Solidarität auch nach wie vor das zentrale Beziehungsmotiv der Personen mit schizoider Störung: Das Bedürfnis, sich auf andere verlassen zu können: Sie sind da, wenn man sie braucht, sie geben Hilfe, wenn man sie benötigt, sie trösten einen, wenn es einem schlecht geht, sie verteidigen einen, wenn man Schutz braucht. Sie geben Geborgenheit, Sicherheit und Halt. Ein solches Motiv wird aber praktisch nie befriedigt.

Die Eltern haben aber auch nie gelobt, Anerkennung gegeben, positives Feedback zurückgemeldet. Daher haben Klienten mit schizoider Persönlichkeitsstörung ein starkes Bedürfnis nach *Anerkennung*: Ein Motiv, positiv gesehen, positiv definiert und als Person geschätzt zu werden.

Die Eltern haben aber auch nie signalisiert, dass das Kind ihnen wichtig ist: Sie verbringen keine Zeit mit dem Kind, geben ihm keine Aufmerksamkeit und kümmern sich nicht. Daher ist ein weiteres Motiv das nach *Wichtigkeit*: Ein Bedürfnis, im Leben anderer Personen eine Rolle zu spielen, einer anderen Person etwas zu bedeuten.

Die Eltern haben aber auch nie signalisiert, dass die Beziehung zu dem Kind stabil und belastbar ist; ihr Desinteresse macht dagegen eher deutlich, dass die Beziehung jederzeit enden kann. Daher gibt es auch ein starkes Bedürfnis nach *Verlässlichkeit*, danach, sich auf einen anderen Menschen verlassen zu können, eine stabile, überdauernde Beziehung zu haben.

Alle diese Motive hat der Klient mit schizoider Persönlichkeitsstörung, aus Gründen, die anschließend behandelt werden, *vollständig aus seinem Bewusstsein ausgeblendet*: Den Personen ist oft selbst völlig unklar, ja unbekannt, dass sie diese Bedürfnisse aufweisen. Deshalb nimmt das DSM auch an, die Klienten hätten kein Bedürfnis nach Beziehungen. Erlangen die Klienten jedoch im Therapieprozess wieder Zugang zu ihren Motiven, dann werden starke Bedürfnisse deutlich. Die Klienten machen sich diesbezüglich selbst etwas vor: Sie gehen davon aus, dass sie diese Bedürfnisse nicht haben, sie bauen sich selbst und anderen gegenüber ein Image auf der Art: „Ich brauche andere Menschen nicht." Als Therapeut sollte man aber auf dieses Image nicht hereinfallen: Es ist eine Konstruktion, ein *Selbstschutz*. Und es ist falsch: Die Klienten weisen tatsächlich deutliche Motive in Richtung auf Beziehungen auf. Im Therapieprozess kann es jedoch eine Weile dauern, bis die Klienten selbst wieder Zugang zu den Motiven bekommen.

2.3.2 Dysfunktionale Schemata

Auch bei Klienten mit SCH sind Beziehungsschemata von größerer Bedeutung als Selbstschemata.

2.3.2.1 Selbst-Schemata

Die Klienten mit schizoider Persönlichkeitsstörung werden wahrscheinlich in ihrer Biografie nicht direkt abgewertet; sie werden „nur“ nicht aufgewertet. Man kann annehmen, dass Schemata entstehen wie:
- Ich weiß nicht, was ich kann.
- Ich weiß nicht, was ich für andere wert bin.
- Ich weiß nicht, was ich anderen zu bieten habe.
- Ich weiß nicht, wie attraktiv ich bin.
- Ich weiß nicht, wie ich mit anderen umgehen soll.

Das bedeutet, das Selbstschema ist wahrscheinlich von *Unsicherheiten und Zweifeln* beherrscht. Anders als Klienten mit narzisstischer Persönlichkeitsstörung (Sachse, 2002, 2004b, 2006b, 2007a, 2008, 2013, 2014d, 2014e; Sachse & Fasbender, 2013; Sachse, Sachse & Fasbender, 2011) weisen Klienten mit schizoider Störung kein doppeltes Selbstschema auf und auch kein Schema mit ausgesprochen negativen Annahmen: Dennoch führen auch diese Arten von Schemata zu starken Verunsicherungen, sowohl im Leistungs-, als auch im Sozialbereich. (Das ist auch der Grund dafür, dass viele Klienten mit den Anliegen „Konzentrationsstörungen“, „Leistungs- und Prüfungsängste“ u.a. in die Therapie kommen: Diese Probleme sind aber alle lediglich „vordergründig“.) Und diese Selbstzweifel würden es der Person auch nicht gerade erleichtern, Beziehungen aufzunehmen, selbst wenn es die anderen Probleme nicht gäbe.

Aufgrund dieser Schemata vermeiden diese Personen systematisch soziale Interaktionen; daher weisen sie auch in hohem Maße soziale Kompetenzdefizite und Defizite in der Kenntnis sozialer Regeln auf. Und dies ist ihnen teilweise auch bewusst und erzeugt eine zusätzliche soziale Verunsicherung: „Ich kann nicht auf andere zugehen, denn ich weiß gar nicht, wie ich mich verhalten soll.“

2.3.2.2 Beziehungsschemata

Ein zentrales Schema der Klienten mit schizoider Persönlichkeitsstörung lautet: „Beziehungen sind nicht nährend, nicht förderlich.“ Es gibt Annahmen wie:
- In Beziehungen erhält man keine Anerkennung, keine Zuwendung.
- In Beziehungen bin ich anderen nicht wichtig, kann ich im Leben anderer keine Rolle spielen.
- Beziehungen sind nicht verlässlich; Beziehungen sind allenfalls Zweckbündnisse.
- In Beziehungen hilft einem niemand, man kann sich auf niemanden wirklich verlassen.
- Beziehungen sind insgesamt kalt, unfreundlich, anstrengend, unerfreulich, nutzlos.

Daraus leiten die Klienten weitere Annahmen ab, z.B.:
- Man kann sich nur auf sich selbst verlassen.
- Allein kommt man am besten klar.

- Vermeide Beziehungen, denn sie sind kahl, leer und kalt.
- In Beziehungen fühlt man sich unwohl, verlassen, allein.
- Bleib allein und kümmere Dich um Dich.

Dadurch entsteht etwas, was wir als *Flucht in die Autonomie* bezeichnen möchten. Tatsächlich haben die Klienten mit schizoider Persönlichkeitsstörung gar kein echtes Bedürfnis nach Autonomie; sie wählen die Autonomie nicht, weil sie sie möchten und schätzen. *Sie wählen die Autonomie vielmehr deshalb, weil ihnen nichts anderes übrig bleibt*: Beziehungen sind eher aversiv, in Beziehungen kann man sich auf Partner nicht verlassen; Beziehungen sind kalt und unerfreulich; man bekommt eh keine Hilfe und Unterstützung. Also bleibt einem nichts anderes übrig, als auf sich allein gestellt zu leben und alles zu tun, um sich auf sich selbst verlassen zu können. *Man muss autonom sein*; jede Alternative ist eindeutig unangenehm, unsicherer, unberechenbarer.

Darüber hinaus praktizieren die Klienten mit schizoider Persönlichkeitsstörung auch noch eine *Saure-Trauben-Strategie:* Da Beziehungen nichts bringen und eigentlich negativ sind, man aber eigentlich eine Sehnsucht nach Beziehungen hat, löst man dieses Dilemma, indem man sich selbst ein Image aufbaut, das heißt:

- Ich brauche keine Beziehungen.
- Ich komme sehr gut alleine klar.
- Ich will gar keine Beziehungen.
- Ich will alleine bleiben.

Und daraus resultiert das typische Bild des Klienten mit einer schizoiden Persönlichkeitsstörung: Der Cowboy, der in den Sonnenuntergang reitet, im Monument Valley bei Pferden und Hunden lebt, sich von Bohnen ernährt und sagt: „Come to where the flavor is.“ Damit ist das Image perfekt.

2.3.3 Kompensatorische Schemata

2.3.3.1 Norm-Schemata

Aus den dysfunktionalen Schemata leiten sich nachvollziehbarerweise kompensatorische Schemata ab, die besagen, dass man allein zurechtkommen muss und dass man allein zurechtkommen kann.

Es sind Schemata wie:

- Man kann sich nur auf sich selbst verlassen.
- Verlass Dich auf Dich selbst!
- Bleib allein, weil allein kommst Du am Besten klar!
- Bleibe unabhängig!
- Vermeide Beziehungen!
- Lass Dich nicht auf Kontakte ein.

Durch solche Schemata wird das, was wir als *Flucht in die Autonomie* bezeichnen, noch verstärkt: Tatsächlich haben die Klienten mit schizoider Persönlichkeitsstörung gar kein echtes Motiv nach Autonomie; sie wählen die Autonomie nicht, weil sie sie möchten und schätzen. Sie wählen die Autonomie vielmehr deshalb, *weil ihnen nichts anderes übrig bleibt*: Beziehungen sind eher aversiv, in Beziehungen kann man sich auf Partner nicht verlassen; Beziehungen sind kalt und unerfreulich; man bekommt eh keine Hilfe und Unterstützung. *Also bleibt einem nichts anderes übrig, als auf sich allein gestellt zu leben und alles zu tun, um sich auf sich selbst verlassen zu können. Man muss autonom sein*; jede Alternative ist eindeutig unangenehm, unsicherer, unberechenbarer.

Darüber hinaus praktizieren die Klienten mit schizoider Persönlichkeitsstörung auch noch eine besonders effiziente Selbsttäuschungsstrategie, die die Ich-Syntonie der Störung stark verstärkt: Die *„Saure-Trauben-Strategie"*. Da Beziehungen nichts bringen und eigentlich negativ sind, man aber eigentlich eine Sehnsucht nach Beziehungen hat, löst man dieses Dilemma, indem man sich selbst ein Image aufbaut, das heißt:

- Ich brauche keine Beziehungen.
- Ich komme sehr gut alleine klar.
- Ich will gar keine Beziehungen.
- Ich will alleine bleiben.

Und daraus resultiert das typische Bild des Klienten mit einer schizoiden Persönlichkeitsstörung: Man kann hier sehr gut von einer „Selbst-Ideologisierung" sprechen: Die Klienten bauen eine Ideologie über sich selbst auf und irgendwann glauben sie selbst daran.

2.3.3.2 Regel-Schemata

Klienten mit SCH weisen meist keine ausgeprägten Regel-Schemata auf. Die Schemata sind oft folgender Art:

- Ich erwarte, dass andere Distanz halten.
- Ich will nicht bevormundet oder eingeschränkt werden.

2.3.4 Manipulation

Das Ausmaß der Manipulation ist bei Klienten mit schizoider Persönlichkeitsstörung eher gering; dies liegt daran, dass die Klienten Kontakt eher vermeiden und schon deshalb kaum manipulative Verhaltensweisen anwenden (oder lernen!). Man kann auch annehmen, dass in der Biografie der Klienten manipulative Strategien nur wenig effektiv waren: Sie haben kaum Kontrolle über ihre Umwelt ausüben können. Daher haben sich manifeste manipulative Strategien gar nicht herausgebildet. Die einzige

Strategie besteht darin, andere auf Distanz zu halten, z. B. durch eine systematische Reduktion des nonverbalen Verhaltens. Aber auch diese Strategie ist nur wenig manipulativ, indem sie eigentlich doch ziemlich transparent ist. Interaktionsspiele werden so gut wie gar nicht gespielt.

2.3.5 Tests

Einer der wenigen Tests, den die schizoiden Klienten fahren, besteht darin zu erkunden, ob der Therapeut sie versteht. Was sie beachten, ist:

- Kann der Therapeut sich in mein Denken hineinversetzen?
- Versteht er meine Beweggründe und mein Handeln?
- Bleibt er trotz meines Verhaltens zugewandt und freundlich?
- Kann er mein Erleben nachvollziehen?
- Bietet der Therapeut mir verlässlich Hilfe und Unterstützung an?

Insofern ist das gesamte distanzierte Interaktionsverhalten des Klienten ein Test:

- Hält der Therapeut mich auch für arrogant?
- Geht der Therapeut auch auf Distanz?
- Wirft der Therapeut mich auch wieder auf mich selbst zurück?
- Gibt der Therapeut irgendwann seine Kontaktversuche auch auf?

Manchmal tritt bei SCH ein Problem auf, das dadurch entstehen kann, dass Therapeuten schwierige Fragen stellen, die Klienten nicht beantworten wollen; wir vermuten jedoch stark, dass es auch als Test auftreten kann: Die Klienten machen *lange Pausen*. Und diese Pausen sind dann trotz aller Interventionen des Therapeuten nicht zu beenden: Der Therapeut kann Fragen stellen, Vorschläge machen etc.: Der Klient reagiert einfach nicht mehr.

Wenn es ein Test ist, dann testet der Klient, ob der Therapeut trotz eines starken Distanzierungsverhaltens des Klienten noch auf der Seite des Klienten steht: Es ist damit wahrscheinlich ein Test auf Solidarität und Verlässlichkeit. Die Frage ist: „Bleibt der Therapeut auch dann solidarisch, verlässlich und zugewandt, wenn ich jede Art von Kommunikation und Interaktion verweigere?“

2.3.6 Images und Appelle

Die Images, die Klienten mit SCH senden, sind:

- Ich bin autonom.
- Ich komme sehr gut alleine klar.
- Ich brauche keine Beziehungen.
- Ich will auch keine Beziehungen.
- Ich kann mich gut auf mich selbst verlassen.
- Ich bin allen Situationen gewachsen.

Die Appelle, die Klienten senden, sind:
- Halte Distanz!
- Sprich mich nicht an!
- Bring mich nicht in schwierige Situationen!
- Erwarte nichts von mir!
- Schränke mich nicht ein!

2.4 Besonderheiten

2.4.1 Inneres Dilemma

Klienten mit schizoider Persönlichkeitsstörung leben meist allein; sie fahren allein in den Urlaub, wählen Berufe, die wenig mit Interaktionen zu tun haben und meiden Menschen. Sie kommen oft in Therapie wegen Arbeits- und Konzentrationsstörungen, Depressionen, manchmal Ängsten.

Das Bild von der Eiskälte (s. u.) macht das Dilemma der Klienten sehr schön klar: Es gibt ein starkes Bedürfnis nach Kontakt, nach Beziehung, aber das alles ist ganz unsicher, unberechenbar; das Alleinsein gibt Schutz, Sicherheit, aber es ist auch kalt. Aber eine Lösung ist nicht möglich, alles kann nur so bleiben, wie es ist.

Die Klienten zeigen ein sehr hohes Ausmaß an Alienation: Sie haben so gut wie keinen Zugang zu ihren Gefühlen und keinen Zugang zu ihren Motiven und Bedürfnissen. Sie zeigen stattdessen ein hohes Ausmaß an Selbsttäuschung, an „Selbst-Ideologisierung“: Sie machen sich selbst in hohem Maße ein Image vor.

2.4.2 Nähe, Distanz und Bindung

Aufgrund ihrer Schemata nehmen die Klienten mit schizoider Persönlichkeitsstörung keine Nähe auf; und folglich gehen sie auch kaum Bindungen ein. Sie lassen allenfalls einen Freund etwas näher an sich heran.

Ihre hauptsächliche interaktionelle Strategie besteht darin, Distanz zu halten. Und dies tun sie vor allem dadurch, dass sie ihr nonverbales Interaktionsverhalten vollständig einfrieren: Sie lächeln nicht, selbst wenn jemand sie anlächelt; sie verziehen beim Gespräch keine Miene; sie machen keine Gesten, sondern sitzen völlig starr da; sie zeigen keinerlei Gefühlsregungen. In der Regel schreckt dieses Interaktionsverhalten Partner massiv ab; die Personen wirken unnahbar, arrogant, abweisend und darauf reagieren die anderen auch: Sie halten Distanz, machen keinerlei Beziehungsangebote, gehen der Person aus dem Weg.

Tatsächlich ist auch die gesamte Emotionalität der Klienten mit schizoider Persönlichkeitsstörung „runtergefahren“: Man lässt nichts an sich heran, alles ist nur noch zweckdienlich, man spürt keine Bedürfnisse, keine Nähe mehr; damit ist einem interaktionell „alles egal“: und damit spürt man keinen Ärger mehr, keine Freude, nichts.

Alles ist grau. Damit wird man natürlich interaktionell auch zu einer lebenden Schlaftablette: Man ist nicht unterhaltsam, nicht aufmunternd, nicht charmant, ohne jede Ausstrahlung und damit vollständig unattraktiv.

Auch viele Therapeuten sind vom Interaktionsverhalten der Klienten irritiert; sie reagieren darauf, indem sie ebenfalls ihr nonverbales Verhalten „herunterfahren“: Sie lächeln nicht mehr, machen keine Mimik, keine Gesten mehr, verhalten sich wie eine Mumie mit Therapieauftrag.

2.4.3 Das Image „Ich brauche keine Beziehung“

Klienten mit schizoider Persönlichkeitsstörung leben meist allein; sie fahren allein in den Urlaub, wählen Berufe, die wenig mit Interaktionen zu tun haben und meiden Menschen. Sie kommen oft in Therapie wegen Arbeits- und Konzentrationsstörungen, Depressionen, manchmal Ängsten.

> Im Therapieprozess wird dann deutlich, dass das Image „Ich brauche niemanden“ Fassade ist.
>
> Ein schizoider Klient erzählte mir (R.S.) mal sein „Existenzverständnis“: Er stehe am Ende einer Eishöhle, die Höhle sei nach vorne hin offen, umfasse ihn aber von rundherum, sie gehe nach hinten hin weiter. Er stehe, noch in der Höhle, an ihrem Rand und könne hinausschauen. Er sehe dabei auf eine sonnige Wiese, auf der sich Menschen tummeln würden. Er wolle gerne zu diesen Menschen gehen, traue sich aber nicht, die Höhle zu verlassen. Die Höhle gäbe ihm Schutz; sie sei zwar kalt, aber auch sicher. Er könne aber auch noch weiter in die Höhle hineingehen, das würde ihm noch mehr Sicherheit geben, aber das könne er nicht, denn dann verlöre er völlig den Kontakt nach draußen und das wolle er nicht. Also bleibe er wie angewurzelt im Höhleneingang stehen, könne nicht nach innen und könne auch nicht nach außen

Das Bild macht das Dilemma der Klienten sehr schön klar: Es gibt ein starkes Bedürfnis nach Kontakt, nach Beziehung, aber das alles ist ganz unsicher, unberechenbar; das Alleinsein gibt Schutz, Sicherheit, aber es ist auch kalt. Aber eine Lösung ist nicht möglich, alles kann nur so bleiben, wie es ist.

2.4.4 Ich-Syntonie, Perspektive und Vermeidung

Die Störung ist dann stark ich-synton, wenn die Klienten die Repräsentation ihrer Beziehungsmotive vermeiden können. Je stärker den Klienten ihre Bedürfnisse bewusst werden, desto stärker wird die Störung ich-dyston. Die zunehmende Repräsentation der Bedürfnisse im Therapieprozess kann die Störung stark ich-dyston machen.

Ob die Klienten eine internale Perspektive einnehmen, hängt von dem Ausmaß der Ich-Dystonie ab: Bei einer stark ich-syntonen Störung dürfte es sehr schwierig sein, die Perspektive zu internalisieren. Später im Therapieprozess fällt es den Klienten zunehmend leichter, ihre Aufmerksamkeit auf internale Prozesse zu richten. Dennoch ist es für die Klienten aufgrund der starken Alienation schwierig, Zugang zu ihren Gefühlen und Bedürfnissen zu erlangen.

Zu Therapiebeginn, wenn die Klienten noch kein Vertrauen zum Therapeuten haben, reden sie kaum über relevante Inhalte; das Ausmaß der Vermeidung ist hoch. Im Zuge der Vertrauensbildung nimmt das Ausmaß der Vermeidung jedoch deutlich ab. Hat der Therapeut Beziehungskredit, dann bearbeitet der Klient auch relevante Inhalte.

2.4.5 Alienation

Die Klienten zeigen ein sehr hohes Ausmaß an *Alienation*: Da die Klienten ihre tatsächlichen Bedürfnisse praktisch überhaupt nicht mehr beachten und wahrnehmen, haben sie so gut wie keinen Zugang mehr zu ihren Gefühlen und keinen Zugang zu ihren Motiven und Bedürfnissen. Sie zeigen stattdessen ein hohes Ausmaß an „Selbst-Ideologisierung“: Sie machen sich selbst in hohem Maße ein Image vor: Und zwar so, dass sie diese in hohem Maße selber glauben.

In der Regel bezieht sich die Alienation aber nicht nur auf den Wunsch nach Beziehungen oder das Motiv nach Solidarität: Vielmehr ist die Alienation stark generalisiert und bezieht sich auf sehr viele Lebensbereiche.

Da die Person annimmt, dass sich Beziehungen ohnehin nicht lohnen, muss sie auch nicht klären, was sie von/in Beziehungen will, was sie braucht, was ihre Sehnsüchte sind etc. Sie hat, wenn sie Beziehungen ausklammert, auch nur noch relativ wenige Möglichkeiten, ihr Leben zu gestalten und ihr ist klar, dass die im Grunde alle suboptimal sind.

Aus der Sicht der Person

- gibt es keine Veranlassung, sich mit eigenen Motiven, Wünschen etc. zu befassen: es macht auch keinen Sinn, sie zu kennen, über sie nachzudenken u.ä.;
- macht es jedoch viel Sinn, die eigenen Wünsche etc. systematisch zu ignorieren, eine Auseinandersetzung damit systematisch zu vermeiden, denn jede Konfrontation damit würde eine unerfüllte und unerfüllbare Sehnsucht salient machen;
- macht es auch Sinn, alle affektiven Reaktionen, die Hinweise auf Motive, Wünsche, Bedürfnisse und Sehnsüchte geben könnten, systematisch aus der Aufmerksamkeit auszublenden (vgl. Sachse & Langens, 2014).

Eine notwendige psychologische Konsequenz eines solchen Vorgehens ist ein *hohes Ausmaß an Alienation*, also eine Entfremdung vom eigenen Motivsystem: Die Person hat damit keine Repräsentation eigener Motive, Wünsche etc., d.h. sie kann ein Wissen über diese Aspekte nicht aus dem Gedächtnis abrufen. Und sie hat auch *keinen aktuellen Zugang* zu ihren Motiven, Wünschen etc., d.h. sie kann auch aktuell nicht „spüren“, was sie möchte oder nicht möchte.

Alienation ist ein von Kuhl geprägter Begriff (Baumann & Kuhl, 2003; Beckmann, 1997, 2006; Kuhl, 1995, 2001; Kuhl & Beckmann, 1994; Kuhl & Kaschel, 2004; Kuhl

& Kazen, 1994). Alienation bedeutet „Entfremdung“: Gemeint ist damit die Entfremdung einer Person von ihren eigenen Motiven, Bedürfnissen, Zielen, ihrer „Präferenz-Struktur“.

Nach Kuhl unterscheiden sich Personen stark darin, wie gut ihr Zugang zu ihrem eigenen Bedürfnis- oder Motiv-System ist. Es gibt Personen, die einen guten Zugang zum eigenen Motivsystem aufweisen und die demzufolge auch über eine gute bewusste Repräsentation ihrer Wünsche und Bedürfnisse verfügen: Sie wissen, was sie wollen oder nicht wollen, was sie brauchen oder nicht brauchen, was sie wünschen, was ihnen wichtig ist, was sie anstreben und was sie vermeiden möchten. Sie können sich demzufolge nach *eigenen internalen Standards* richten, ihr Handeln und ihre Entscheidungen auf ihr eigenes Wertesystem beziehen und ihre Wünsche und Bedürfnisse in ihrem Handeln realisieren. Sie sind damit *selbstregulativ:* Ihr Handeln und ihre Bedürfnisse stehen im Einklang, sind kongruent, sie orientieren sich nach eigenen, internalen Standards. Sie wissen selbst sehr genau, was sie wollen, wofür sie sich entscheiden sollen, was sie anstreben usw. Sie sind an sich selbst orientiert und „im Einklang mit sich selbst“.

Dagegen gibt es Personen, die einen schlechten Zugang zu ihrem eigenen Bedürfnis- und Motiv-System haben: Sie sind von diesem System entfremdet (= Alienation). Sie weisen keine oder nur eine sehr lückenhafte Repräsentation eigener Wünsche und Bedürfnisse auf; die Folge davon ist, dass sie *nicht* wissen, was sie wollen oder nicht wollen; dass sie nicht wissen, was ihnen gut tut oder nicht; dass sie nicht wissen, welche Ziele sie verfolgen sollen u.ä. Sie weisen damit auch *keine* internalen, eigenen Standards auf, an denen sie sich orientieren können. Dadurch ist auch ihre Fähigkeit, sich zu entscheiden, beeinträchtigt. Sie stehen auch in der Gefahr, an ihren Bedürfnissen und Motiven vorbeizuleben, weil sie ja gar nicht wissen, welches ihre Bedürfnisse sind und sich gar nicht nach internen Standards richten können. Diese Personen weisen damit *keine* Grundlage für eine funktionierende Selbstregulation auf: Sie können sich nicht nach eigenen Werten orientieren, sie können so etwas wie eine Kongruenz innerhalb ihres psychischen Systems gar nicht herstellen (Collatz & Sachse, 2011).

Damit sind diese Personen in doppelter Weise beeinträchtigt: sie können weder *aktuell* klären, was eigene wichtige Motive sind, noch können sie Wissen darüber im Gedächtnis „abtragen“. Sie haben damit nur unzureichend Kenntnis über ihr eigenes Motiv-System: damit sind sie aber *von einer wesentlichen internen Informationsquelle abgeschnitten*. Wenn man aber annimmt, dass z.B. für längerfristige Handlungsplanungen, für Entscheidungen, für das Abwägen von Alternativen (d.h., für Prozesse vor Überschreiten des Rubicon, vgl. Heckhausen & Kuhl, 1985; Heckhausen et al., 1987) der Zugang zum eigenen Motiv-System bzw. zu dessen Repräsentationen wesentlich ist, dann sollte bei diesen Personen die Handlungssteuerung beeinträchtigt sein. Die Gefahr, Entscheidungen zu treffen, Pläne zu machen und zu verfolgen usw., die mit dem eigenen Motivsystem gar nicht kompatibel sind, diesem sogar widersprechen, ist groß. Gerade für relativ schnelle Entscheidungen, Abwägungen usw. ist es unfunktional und z.T. völlig unmöglich, aktuell in eine Klärung der eigenen Motive einzusteigen. Hier ist es nötig, auf eine valide Repräsentation des eigenen Motiv-Systems zurückgreifen zu können.

> Eine Repräsentation ist als schnell verfügbare Entscheidungsgrundlage sehr wesentlich. Ohne eine solche Grundlage (und ohne die Möglichkeit eines aktuellen Zugangs zum Motiv-System) ist eine Selbstregulationsstörung schon vorprogrammiert.

Kuhl (1994) nimmt an und konnte empirisch zeigen, dass Personen mit mangelndem Zugang zum eigenen Motivsystem einen *„Verwechselungseffekt"* aufweisen: Sie können nicht mehr unterscheiden, ob eine Intention, die sie verfolgen, selbst-initiiert ist oder ob sie von außen auferlegt wurde. Eine Person mit mangelndem Motiv-Zugang und mangelnder Repräsentation kann damit nicht mehr entscheiden, ob eine verfolgte Handlung selbstinitiiert ist oder fremd-initiiert, also ob sie auf dem eigenen Motiv-System beruht oder auf der Übernahme fremder Aufträge, Normen usw. Personen mit hoher Alienation halten deshalb Aufträge, die sie von anderen bekommen haben, nach einiger Zeit für selbstgewählte Absichten und sie halten Normen, die sie von außen übernommen haben, für eigene Motive. Sie können somit nicht mehr selbst klären, ob sie eigenen Motiven folgen oder nicht.

Und deshalb werden auch gerade Personen mit hoher Alienation, Normen, die sie von anderen übernommen haben, *völlig für eigene, selbstgewählte Normen halten, die völlig mit eigenen Motiven etc. übereinstimmen.*

Die Aktivierung von Bedürfnissen und Motiven führt zu bestimmten Zuständen im Organismus, die diesen über diese Bedürfnisse und Motive informieren: Wenn man einen Zustand als angenehm einschätzt, dann macht sich das in einem bestimmten körperlichen Zustand bemerkbar: In Entspannung, einem angenehmen Gefühl, das vielleicht in der Brust oder im Bauch lokalisiert ist, das man *spüren* kann.

Was man spürt, ist in der Regel keine „Emotion" im engeren Sinne wie Wut, Ärger, Freude oder Traurigkeit. „Emotionen" im engeren Sinne gehen auf hoch komplexe und hoch implikative Verarbeitungsprozesse zurück (Kuhl, 1983a, 1983b, 1983c, 2001). Die Aktivierung, die Befriedigung oder/und insbesondere die Frustration von Bedürfnissen und Motiven führen zu *Affekten*: Affekte sind elementare Prozesse, die ohne große Verarbeitung und manchmal präkognitiv ablaufen und körperliche Empfindungen unterschiedlichster Art erzeugen, wie Anspannung, diffuses Unbehagen o. a. (Kuhl, 2001). Gendlin (1961, 1962, 1964, 1969, 1970, 1978) nennt die Affekte „felt senses", gefühlte Bedeutungen: Eine mehr oder weniger starke körperliche Empfindung, die auf etwas hindeutet, die etwas bedeutet, nämlich z. B., dass man sich in einer Situation wohlfühlt, dass diese Situation mit bestimmten Bedürfnissen und Motiven kompatibel ist (vgl. auch Sachse et al., 1992; Sachse & Langens, 2014).

Dieser Affekt, diese Stimmung oder „felt sense" geht zwar nicht auf kognitive Vermittlungsprozesse zurück, hat aber dennoch für den Organismus einen hohen *Informationswert*. Er informiert über das Vorhandensein von Bedürfnissen und Motiven und darüber, ob eine Situation ein Bedürfnis befriedigt oder nicht und ob eine Entscheidung mit einem Motiv kompatibel ist oder nicht. Diese „Affekte" oder „felt senses" sind somit die *Indikatoren des Motiv-Systems*: Sie informieren die Person darüber, welche Motive und Bedürfnisse vorliegen und ob eine bestimmte Situation diese Motive befriedigt oder ob sie ihnen widerspricht. Verletzt eine Situation ein Bedürfnis, dann macht sich das in *Störgefühlen* bemerkbar, in Unbehagen, in Anspannung oder anderen charakteristischen körperlich spürbaren Empfindungen.

Motive und Bedürfnisse machen sich damit für eine Person in bestimmten *Indikatoren* bemerkbar: Diese Indikatoren zeigen der Person an, was in einer Situation für sie gut ist, weil die Situation ein bestimmtes Bedürfnis der Person befriedigt. Oder sie zeigen an, dass eine bestimmte, an die Person gestellte Anforderung für die Person nicht gut ist, weil ihre Verfolgung den Zielen der Person zuwiderläuft. Die Kompatibilität einer Situation oder einer Entscheidung mit dem Motivsystem wird durch eine bestimmte *Empfindung* angezeigt, einen „felt sense“, der signalisiert, dass die Situation ok ist oder dass die Entscheidung gut ist. Genauso wird die Inkompatibilität durch ein Störgefühl angezeigt. Diese Empfindungen sind das *affektive Informationssystem*, es sind die *Indikatoren*, an denen man ablesen kann, was die Motive oder Bedürfnisse zu aktuellen Zuständen oder zu antizipierten Zuständen „zu sagen“ haben. Und dieses affektive Informationssystem ist für eine effektive Selbstregulation einer Person von entscheidender Bedeutung (Kuhl, 1983a, 1983b, 1983c, 1988, 1992, 1996, 2000, 2001).

Man muss davon ausgehen, dass es neben dem kognitiven System der Informationsverarbeitung noch ein affektives Informationsverarbeitungssystem gibt, das Situationen danach analysiert, ob diese der Person gut tun können oder nicht. Dieses System analysiert Situationen anhand von Bewertungsschemata, anhand von affektiven Schemata, die sich in der Biografie gebildet haben und die als Motive wirksam sind oder anhand von biologisch determinierten Bedürfnis-Schemata. Es sind Schemata, die angeben, was die Person will, welche Ziele sie verfolgt, mit welchen Arten von Situationen sie gute und mit welchen sie schlechte Erfahrungen gemacht hat; diese Analysen sind demnach *Bewertungen*. Bewertungen von Situationen und Zuständen als angenehm oder unangenehm, gut oder schlecht, bedürfnisbefriedigend oder nicht, potenziell schädigend oder nicht, zielführend oder nicht usw. Es handelt sich bei diesem Verarbeitungssystem damit um ein *persönliches Bewertungssystem*.

Die relevanten Schemata „interpretieren“, meist in einem hoch automatisierten und unbewussten Prozess, die anstehende Situation. Das Ergebnis dieser Verarbeitung, dieser Interpretation wird dann in Form von Empfindungen oder sog. „felt senses“ mitgeteilt. Diese Gefühle oder „felt senses“ sind die *Indikatoren*, die dem Organismus mitteilen, ob eine Situation nach der Analyse der existierenden Schemata für den Organismus gut ist oder nicht, ob eine Aktion seinen Zielen dienlich ist oder nicht, ob der Organismus die Situation mag oder nicht usw. Diese Indikatoren sind damit wichtig für eine effektive Selbstregulation: Sie informieren den Organismus darüber, was er tun oder lassen sollte, um seinen Zustand zu verbessern bzw. nicht zu verschlechtern.

Diese Indikatoren sind somit der *Informationsoutput* des affektiven Verarbeitungssystems. Sie informieren den Organismus darüber, wie die affektiven Schemata eine Situation bewerten.

Der Organismus kann diese Indikatoren nun als Informationsquellen nutzen, er kann die Informationen kognitiv weiterverarbeiten, in seine Entscheidungen und Handlungsplanungen einbeziehen, sie also für eine effektive Selbstregulation verwenden. Dann orientiert er sich an seinen eigenen affektiven Schemata, er handelt somit im Einklang mit seinem Motiv- und Bedürfnis-System, d. h. er handelt *motivkongruent* oder, wie man auch sagen kann: *selbstkongruent*.

Er kann allerdings diese Indikatoren auch ignorieren und damit die Information des affektiven Verarbeitungssystems nicht zur Kenntnis nehmen; in diesem Falle bildet er eine Alienation aus: Er schneidet sich selbst von persönlich hoch relevanten Informationen ab. Er orientiert sich nicht mehr an eigenen Motiven, Bedürfnissen und Zielen, er „lebt" an seinen Bedürfnissen zunehmend vorbei; er entwickelt, so kann man sagen, eine Inkongruenz (Grawe, 1998). Die Selbstregulation ist damit tiefgreifend gestört, es ist, als ob ein Pilot alle Warnlampen seines Flugzeugs ignorieren würde: Er steuert geradewegs in die Katastrophe.

Um die Informationen des affektiven Verarbeitungssystems ernstnehmen und berücksichtigen zu können, muss ein Organismus die relevanten Indikatoren überhaupt *wahrnehmen*: Er muss sie beachten, seine Aufmerksamkeit darauf richten, ihnen Beachtung schenken. Und er muss die Indikatoren für *relevant* halten, er muss erkennen und anerkennen, dass sie relevante Informationsquellen sind, die man nicht ignorieren sollte. Und er muss die Indikatoren *richtig interpretieren*: Die Indikatoren des affektiven Verarbeitungssystems sind oft nicht ganz klar, enthalten Informationen indirekt, implizit, verschlüsselt. Sie müssen daher richtig interpretiert werden, damit sie auch richtig berücksichtigt werden können.

2.4.6 Kosten

Viele der Kosten, die darin bestehen, dass die Person an ihren Motiven massiv vorbeilebt, sind den schizoiden Klienten zu Therapiebeginn nicht klar, aber diese Kosten werden mit der Zeit salient. Den Klienten wird auch langsam die „Saure-Trauben-Strategie" bewusst, mit deren Hilfe sie sich selbst die Situation erträglich gemacht haben.

2.4.7 Therapie-Gründe

Die Klienten können manchmal eine Ahnung davon haben, dass ihr Leben nicht so verläuft, wie sie es möchten, d. h. in wenigen Fällen kommen die Klienten auch wegen der Störung selbst in Therapie: In diesen Fällen haben sie aber keine klare Vorstellung davon, wo das Problem liegt und sie haben damit auch keine hohe Änderungsmotivation.

In den meisten Fällen sind es jedoch extrinsische Gründe, die die Klienten in Therapie führen: Die Klienten haben Arbeitsprobleme, Konzentrationsstörungen, depressive Verstimmungen o. ä. Dem Therapeuten sollte aber immer klar sein, dass dies *periphere* Problemaspekte sind, um die es im Grunde gar nicht geht und die sich auch ohne eine grundlegende Bearbeitung der schizoiden Störung gar nicht wirklich therapieren lassen; daher gilt: Hände weg von solchen Problemen! Auf keinen Fall den Klienten „Konzentrationstrainings" anbieten, das ist so wirksam wie eine Aspirin bei Hirntumoren!

2.5 Therapie

2.5.1 Allgemeine Grundhaltungen und Regeln

Ein Therapeut, der mit schizoiden Klienten arbeiten will, sollte bereit sein, *stärker Verantwortung für den Prozess zu übernehmen als sonst*: Er muss tatsächlich mehr tun, um den Prozess am Laufen zu halten, er muss *eine aktive Rolle übernehmen*, allerdings ohne den Klienten unter Druck zu setzen: Daher sollte ein Therapeut bereit sein, mehr zu fragen, aber dennoch kein hohes Tempo realisieren. Der Therapeut macht deutlich, dass er den Prozess steuert, er macht aber auch deutlich, dass er dem Klienten für Antworten Zeit lässt, nicht ungeduldig wird, Pausen respektiert u. a.

Auch bei SCH geht es zuerst nur um den Aufbau von Beziehung, und deshalb sollte ein Therapeut nicht den Ehrgeiz haben, schnell Inhalte zu klären oder gar schnelle Veränderungen zu erzielen.

> Sehr wesentlich ist es, dass ein Therapeut sich in die Struktur des Klienten hineinversetzen kann: Dass er *versteht*, wie es dem Klienten geht, welche Konflikte und Ambivalenzen der Klient erlebt, wie sich das System für den Klienten anfühlt: Da *Verstehen die wichtigste Komplementarität bei SCH ist, muss ein Therapeut unbedingt Verstehen realisieren können*. Empathie ist die zentralste aller therapeutischen Strategien bei Klienten mit SCH.

Therapeuten sollten auch nicht auf oberflächliche Anforderungen des Klienten „hereinfallen“: Klienten können ein „Konzentrationstraining“ wollen, ein „Training im Umgang mit Arbeitskollegen“ u. a.: Auf den ersten Blick kann es für Therapeuten verlockend sein, ein konkretes Problem konkret angehen zu können. Aber ohne Beziehungskredit, ohne ein Problemverständnis und ohne Änderungsmotivation bleiben alle konkreten Strategien schnell stecken und alle diese „Probleme“ sind peripher: Die wirklichen Probleme liegen in den Schemata und *diese* müssen geklärt werden!

Es gibt keine Alternative zu einem langsamen und gründlichen Vorgehen. *Therapie mit persönlichkeitsgestörten Klienten geht nicht im Schnellverfahren und nicht mit der Brechstange.* Und Therapeuten müssen auch erkennen, dass alle diese „konkreten Probleme“ nur Oberflächenerscheinungen sind: Sie basieren auf sehr viel tieferliegenden Problemen und wenn Therapeuten diese nicht angehen, können sie auch die Oberflächenprobleme nicht langfristig lösen.

> Therapeuten müssen auch bereit sein, sich selbst zu regulieren: Sie sollten bewusst ihre Tendenz, ebenfalls ihre Mimik und Gestik „runterzufahren“, kontrollieren und sich bemühen, möglichst „normal“ zu interagieren. Therapeuten sollten sich immer klarmachen: Sie sind die einzigen, bei denen die Klienten „normales“ Interaktionsverhalten lernen können. Das können die Klienten aber nur lernen, wenn die Therapeuten normales Interaktionsverhalten realisieren: Nur dann sind die Therapeuten gute Modelle. Reduzieren die Therapeuten ihr nonverbales Verhalten, lernen die Klienten gar nichts.

2.5.2 Therapie-Phasen

In Phase 1 geht es um den Beziehungsaufbau. Hier kann es sein, dass Therapeuten über längere Zeit kaum über relevante Aspekte mit dem Klienten sprechen können und es nur um komplementäre Beziehungsgestaltung geht: Der Therapeut realisiert ein hohes Maß an Empathie und an Basisvariablen und bleibt bezüglich der Klärung an der Kante des Möglichen.

Strategien in dieser Phase sind daher:
- Komplementarität zur Motivebene,
- Explizierung von Beziehungsmotiven,
- Klärung bis an die Kante des Möglichen (die u. U. sehr schnell erreicht ist).

In Phase 2 geht es darum, dem Klienten deutlich zu machen, dass er Kosten hat und dass er Kosten erzeugt. Auch hier macht es Sinn, Schemata erst langsam herauszuarbeiten und dann langsam mit Konfrontationen zu beginnen. Daher sind Strategien in dieser Phase:
- Klärung,
- Therapeutische Explizierung,
- Biografische Arbeit,
- Konfrontationen mit Kosten und Strukturen,
- und weiterhin: Komplementäre Beziehungsgestaltung.

In Phase 3 geht es um die Klärung dysfunktionaler und kompensatorischer Schemata. Therapeuten realisieren hier also Strategien wie:
- Klärung,
- Explizierung,
- Biografische Arbeit,
- aber auch weiterhin Konfrontationen,
- und weiterhin: Komplementarität.

In Phase 4 geht es um eine therapeutische Bearbeitung relevanter Schemata.

2.5.3 Komplementarität zur Motivebene

Komplementarität zur Motivebene bedeutet bei Klienten mit schizoider Persönlichkeitsstörung vor allem, dass der Therapeut sich dem Klienten zuwendet und zugewandt bleibt.

Dies impliziert auch, dass der Therapeut sich bemüht, sein nonverbales Verhalten *nicht* „herunterzufahren“: Der Therapeut lächelt den Klienten weiterhin an, auch wenn der Klient nicht zurücklächelt; der Therapeut bleibt weiterhin freundlich, auch wenn der Klient keine Miene verzieht; der Therapeut bleibt weiterhin an dem Klienten und an dessen Aussagen interessiert, selbst wenn (noch) kaum relevante Informationen vom Klienten kommen; der Therapeut unterstreicht seine Aussagen weiterhin durch Gesten, selbst wenn der Klient völlig starr sitzt. Der Therapeut kann durch sein nonverbales Verhalten

- dem Klienten *zeigen*, dass er zugewandt ist und *bleibt*;
- dem Klienten Interesse und Respekt bekunden;
- dem Klienten *zeigen*, dass er sich nicht abschrecken lässt, dass er sich nicht zurückzieht, dass er den Klienten nicht für arrogant hält, kurz: dass er sich *nicht* so verhält wie andere Interaktionspartner.

Somit signalisiert der Therapeut *auf allen Kommunikationskanälen*, dass er den Klienten schätzt, respektiert, sich für ihn interessiert, loyal ist, verlässlich ist und verhält sich damit komplementär zu den wichtigsten Beziehungsmotiven.

Besonders wichtig ist aber, dass der Klient mit dem Therapeuten die Erfahrung macht, dass der Therapeut *sich intensiv um ein Verstehen des Klienten bemüht* und versucht, sich in das Erleben und die Verarbeitungsweisen des Klienten hineinzuversetzen. Und der Klient sollte auch die Erfahrung machen, dass der Therapeut ihn *wirklich versteht*; dazu ist es wichtig, *dass der Therapeut viel von dem, was er versteht, verbalisiert und expliziert*.

Dass er dem Klienten *aktiv* signalisiert, dass er versteht, was die Autonomie für den Klienten bedeutet, wie es ihm mit der Entscheidung geht, in welchen Konflikten und Dilemmata der Klient steckt. *Verstehen und Verständnis bringt wahrscheinlich am meisten Beziehungskredit*. Auf diese Weise gewinnt der Klient allmählich Vertrauen zum Therapeuten; gibt langsam einen Teil seiner Autonomie auf, lässt sich auf den Therapeuten ein und lässt sich von ihm helfen. Alle diese Prozesse sind für den schizoiden Klienten schwierig; er kann sich erst langsam und probeweise auf den Therapeuten einlassen. Daher darf der Therapeut keinerlei Druck auf den Klienten ausüben.

Der Therapeut muss vielmehr deutlich machen,

- dass der Klient das Tempo bestimmt;
- dass nichts passiert, was der Klient nicht will;
- dass der Klient die Stunde nutzen kann, wie immer er will.

Ein besonders wesentlicher Aspekt bei diesen Klienten ist der Umgang mit Pausen: Pausen können in der Interaktion mit SCH-Klienten schnell auftreten. Ein Therapeut sollte respektvoll und akzeptierend damit umgehen.

Wenn der Klient in der Stunde schweigen will, dann schweigt der Therapeut auch; er bleibt bei dem Klienten sitzen, bleibt aufmerksam, beobachtet den Klienten nicht, sondern guckt nur ab und zu zum Klienten hin; bietet dem Klienten an, zu reden, wenn der Klient reden will. Ansonsten akzeptiert der Therapeut das Schweigen völlig. Der Therapeut macht deutlich, dass dies die Entscheidung des Klienten ist, die der Therapeut akzeptiert: *Keinen Druck auf den Klienten ausüben*!

Macht der Klient Smalltalk, dann macht der Therapeut mit. Der Therapeut macht somit in der ersten Phase der Therapie (5–15 Stunden) in erster Linie *ein Beziehungsangebot und kein Inhalts- oder Bearbeitungsangebot!* Das Ziel ist nur: Kontakt zum Klienten zu bekommen, dem Klienten vermitteln, dass ihm, entgegen seiner Annahmen, der Kontakt zum Therapeuten guttun könnte, dass die Beziehung ihm wichtig werden könnte. Erst wenn diese Ziele erreicht sind, kann inhaltlich gearbeitet werden, können z. B. Schemata bearbeitet werden.

2.5.4 Transparenz

Wie oben schon ausgeführt ist bei allen Distanz-Störungen *Transparenz* wesentlich: Transparenz bedeutet, dass ein Therapeut seine Vorgehensweisen erläutert, seine Intentionen offenlegt, also z. B.

- dem Klienten erläutert, warum er eine bestimmte Frage stellt,
- was er damit will und nicht will,
- dem Klienten erläutert, wie eine bestimmte Intervention zu verstehen ist,
- deutlich macht, was diese nicht bedeutet (sodass der Klient keine falschen Schlüsse zieht),
- dem Klienten sehr viel von dem mitteilt, was er verstanden hat,
- dem Klienten Problemaspekte in hohem Maße normalisiert.

Solche Interventionen spielen schon bei Klienten mit schizoidem Stil eine wesentliche Rolle, da sie schon misstrauisch sind und daher dazu neigen, Interventionen misszuverstehen.

2.5.5 Explizierung der Beziehungsmotive

Die Explizierung der Beziehungsmotive sollte vorsichtig geschehen und erst dann beginnen, wenn es Kontakt zum Klienten gibt. Die Klienten haben die Motive abgewehrt, daher ist ihre Repräsentation ambivalent; eine sehr frühe und sehr massive Herausarbeitung der Motive könnte daher eher konfrontativ wirken.

Die Explizierung der Beziehungsmotive ist jedoch bei den Klienten mit schizoider Persönlichkeitsstörung extrem wesentlich. Die Klienten benötigen eine Repräsentation dessen, was ihnen wirklich wichtig ist; ohne dieses Wissen erlangen sie auch keine Änderungsmotivation. Denn die Hauptkosten des Systems bestehen im Wesentlichen darin, dass die Klienten ihre Bedürfnisse nicht erfüllen können. Sind die Bedürfnisse jedoch klar, dann kann man daran arbeiten, was man verändern kann und muss, um der Befriedigung der Bedürfnisse möglichst nahe zu kommen.

Man muss jedoch damit rechnen, dass eine Explizierung wesentlicher Motive bei den Klienten dazu führen kann, dass sich internale Konflikte massiv verstärken: Je deutlicher den Personen wird, dass sie Nähe wollen, desto schmerzlicher wird ihnen bewusst, wie stark sie sich bei der Erreichung selbst im Wege stehen. Daher braucht man in der Therapie ein rekursives Vorgehen: Sobald dem Klienten etwas von seinen Motiven klar wird, sollte man bereits daran arbeiten, welche Hindernisse es gibt; man sollte also an der Explikation von Schemata, der „Saure-Trauben-Strategie“ und der „Flucht in die Autonomie“ arbeiten, um dem Klienten deutlich zu machen, was er tut und dass er möglicherweise auch etwas ändern kann. Je stärker die Motive dann klarwerden, desto stärker wird das Bedürfnis des Klienten werden, an den Schemata zu arbeiten; und damit sollte dann auch umso stärker an den Schemata gearbeitet werden. Somit gehen Explizierung der Motive, Explizierung der Schemata und Bearbeitung der Schemata Hand in Hand; anders als bei Narzissten und Histrionikern kann man *nicht* erst die Motive völlig explizieren, bevor man dann an den Schemata arbeiten kann. Vielmehr erfolgt die Bearbeitung parallel und immer abhängig davon, wie viel Beziehungskredit der Therapeut zurzeit hat.

2.5.6 Ressourcen-Aktivierung

Auch bei Klienten mit SCH ist Ressourcen-Aktivierung wesentlich, da Klienten oft ihre Fähigkeiten und Kompetenzen systematisch unterschätzen (vgl. Flückiger et al., 2008, 2010; Willutzki & Teismann, 2013). Jedoch muss ein Therapeut hier im Hinblick auf soziale Kompetenzen auch mit realen Defiziten rechnen, sodass oft Kompetenzen durch Trainings erst aufgebaut werden müssen.

Im Therapieprozess nutzt der Therapeut aber jede Gelegenheit, Ressourcen des Klienten salient zu machen: Der Therapeut

- betont, dass der Klient sich ändern will, dass er etwas unternehmen will und unternimmt (Sachse, 2015; Sachse, Langens & Sachse, 2012);
- lobt den Klienten für alle Erkenntnisse, positiven Absichten etc.;
- macht deutlich, was der Klient kann, bewältigt; welche Probleme er gelöst hat, welche Stärken er hat, welche Situation er ausgehalten hat, wie robust er ist etc.;
- lobt seine Ausdauer, Fähigkeit, seine Tendenz, sich „nicht unterkriegen zu lassen" etc.;
- macht deutlich, dass er dem Klienten viel zutraut, ihm zutraut, dass er Probleme anpacken und lösen kann;
- macht jedoch auch deutlich, dass es schwierig werden und relativ lange dauern kann, bis der Klient seine Probleme „in den Griff bekommen wird".

2.5.7 Transparentmachen der Spielebene und Umgang mit Tests

Bei Klienten mit schizoider Persönlichkeitsstörung spielt, wie gesagt, der Umgang mit der Spielebene eine untergeordnete Rolle. Das einzige, was der Therapeut tun sollte, ist, *nicht* auf die Distanzierungsstrategie zu reagieren (wie ausgeführt), also sich nicht vom Klienten abschrecken zu lassen.

Dennoch können Interventionen, die Klienten mit Kosten, mit normativen Schemata, mit Distanz-Strategien oder der „Flucht in die Autonomie" konfrontieren, manchmal auch konfrontativ wirken: Sie machen die Klienten auf etwas aufmerksam, was sie nicht mehr gerne wahrnehmen und was ihren Selbst-Ideologisierungen widerspricht. Daher sollten Therapeuten diese Strategien erst dann realisieren, wenn sie genügend Beziehungskredit haben.

2.5.8 Bestehen von Pausen-Tests

Wie oben ausgeführt können Klienten mit SCH manchmal Pausen als Tests durchführen. In diesem Fall kann es sein, dass ein Therapeut eine Frage stellt, die beim Klienten einen Zweifel daran weckt, dass der Therapeut zugewandt ist oder bleibt, dass er solidarisch ist u.a. In dem Fall schaltet der Klient auf stur: Er beantwortet keine Frage mehr, sondern „zieht die Pause rigoros durch".

Sinn dieser Strategie ist es wahrscheinlich festzustellen, ob der Therapeut auch dann, wenn der Klient ihn gnadenlos auf Distanz hält, zugewandt und solidarisch bleibt. Das sollte der Therapeut dann auch tun; allerdings darf er den Klienten dabei in keiner Weise unter Druck setzen. Folgendes Vorgehen hat sich hier bewährt.

> Der Klient schweigt. Ganz offensichtlich ist es keine konstruktive Pause, in der der Klient über etwas nachdenkt und internal konzentriert ist; also sollte der Therapeut die Pause von sich aus beenden. Nach einiger Zeit (2–3 Minuten) spricht der Therapeut die Pause an: „Sie machen jetzt eine Pause. Kann ich etwas tun, die Pause zu beenden? Möchten Sie etwas ansprechen? Soll ich etwas ansprechen?"
>
> Reagiert der Klient nicht, interveniert der Therapeut erneut: „Kann ich etwas tun, um ihnen den Einstieg ins Thema zu erleichtern? Möchten Sie etwas ansprechen? Wollen wir über Thema X weitersprechen?"
>
> Reagiert der Klient auch darauf nicht, dann sagt der Therapeut: „Wenn Sie jetzt schweigen wollen, ist das völlig ok. Ich werde jetzt hier sitzenbleiben und stehe sofort zur Verfügung, wenn Sie reden möchten. Ansonsten werde ich auch schweigen und Sie nicht stören."
>
> Und dann schweigt der Therapeut: Er bleibt sitzen, schaut den Klienten nicht an, schaut nur ab und zu mal rüber, um zu signalisieren, dass er aufmerksam ist, macht nichts anderes und ist erkennbar freundlich für den Klienten da.
>
> Ich (R. S.) habe es einmal erlebt, dass in der Stunde eine Schweigephase entstanden ist; am Ende der Stunde ist der Klient dann gegangen, ohne etwas zu sagen (wir hatten einen Standardtermin). In der nächsten Stunde begann das Schweigen schon nach der Frage: „Woran möchten Sie heute arbeiten?" und der Klient hielt es erneut bis zum Ende der Stunde durch. Ich realisierte jeweils das oben beschriebene Vorgehen und verbrachte die Zeit schweigend. In der darauffolgenden Stunde kam der Klient und eröffnete die Stunde mit den Worten, er habe nun vom Schweigen die Nase voll und wolle nun arbeiten. Offenbar hatte ich den Test bestanden.

2.5.9 Klärung

Der Klärungsprozess ist oft für Klienten mit SCH auch schwierig und daher sollte ein Therapeut auch mit den im vorigen Kapitel beschriebenen Markern arbeiten: Er stellt immer und immer wieder internalisierende Fragen, bis der Klient diese aufgreift und zu beantworten versucht. Dann beginnt der eigentliche Klärungsprozess.

Langsam, Stück für Stück (oder Scheibchen für Scheibchen) werden die Annahmen des Klienten herausgearbeitet. Dabei hilft der Therapeut stark durch Explizierungen, um dem Klienten bei einer Repräsentation der Schemata zu helfen.

Insbesondere muss dem Klienten auch klar werden, dass die Autonomie nicht etwas ist, was der Klient wirklich anstrebt, weil es eine hohe Attraktivität hat, sondern dass der Klient Autonomie realisiert, weil er keine Wahl zu haben glaubt. Dies muss dem Klienten klar sein, damit er überhaupt motiviert ist, an seinen Annahmen zu arbeiten, also daran, wie viel Autonomie er aufgeben kann und will, um andere Ziele, wie Kontakt zu anderen, zu erreichen.

Auch sollte dem Klienten deutlich werden, dass er auch nur deshalb davon ausgeht, dass er keine Beziehungen braucht, weil er glaubt, Beziehungen seien eh nichts Angenehmes. Der Klient muss dieses Selbst-Image in Frage stellen, sonst kann er sein Schneckenhaus nicht verlassen; in-Frage-stellen kann er es aber nur, wenn ihm deutlich ist, was er tut.

Biografische Arbeit kann bei Klienten mit schizoider Persönlichkeitsstörung sehr bedeutsam sein, damit der Klient versteht, wie er zu seinen Annahmen und Strategien gekommen ist. Dies hilft ihm meist auch zu erkennen, dass diese Annahmen nicht zwingend sind und nicht „die Realität“ abbilden.

2.5.10 Biografische Arbeit

Bei Klienten mit SCH sind biografische Arbeiten hilfreich. Dabei steigt ein Therapeut gezielt und systematisch mit vorher herausgearbeiteten Schemata in die Klärung ein, mit der systematischen Frage: „Lassen Sie uns noch in Ihre Biografie schauen mit der Frage, wie genau Sie an die Schemata X und Y gekommen sind.“ Es geht hier also *nicht* darum, „Biografie zu erzählen“ oder sich in den Labyrinthen des episodischen Gedächtnisses zu verlaufen; das ist therapeutisch unsinnig!

Es geht vielmehr sehr gezielt darum zu klären, wie der Klient zu bestimmten Schemata gekommen ist: Wer hat ihm welches Feedback gegeben? Wie hat dieses Feedback auf den Klienten gewirkt? Welche Schlüsse hat er daraus gezogen? Welche Überzeugungen sind bei ihm entstanden? Welche Erfahrungen haben diese Überzeugungen verstärkt?

Durch eine solche Analyse soll der Klient eine „historische Relativierung“ der relevanten Schemata erarbeiten, er soll erkennen,

- dass die Schemata durch reales Feedback und Schlüsse entstanden sind;
- dass das Feedback von sehr wenigen Personen stammt;
- dass das Feedback aus bestimmten Kontexten stammt;
- dass die Schemata deshalb Konstruktionen sind;
- die man hinterfragen kann und hinterfragen muss;
- und keine „vom Himmel gefallene Wahrheiten“ sind;
- dass die Schemata auf sehr selektiven Erfahrungen beruhen;
- und dass der Klient nun neue Erfahrungen mit wichtigen anderen machen kann;

- und dass der Klient sich nicht von wenigen anderen definieren lassen muss, sondern sich selbst definieren kann;
- und dass er nun seine Definition systematisch testen kann.

Solche Erkenntnisse helfen Klienten sehr stark dabei, sich im Ein-Personen-Rollenspiel von ihren Schemata zu distanzieren.

2.5.11 Bearbeitung von Schemata

Eine systematische Bearbeitung der Schemata ist erst relativ spät in der Therapie möglich. Voraussetzung ist, neben einem ausreichenden Beziehungskredit vor allem, dass der Klient seine Motive kennt, seine Schemata kennt und eine Veränderung tatsächlich *will*.

Auch hier eignet sich sehr gut das Ein-Personen-Rollenspiel: Der Klient kann selbst eine Annahme prüfen wie „Beziehungen bringen nichts". Er kann sich klarmachen, dass diese Annahme auf Erfahrungen in der Familie zurückgeht und dass er viele Personen sieht, für die das offenbar nicht gilt. Er kann sich auch klarmachen, dass er die Annahme prüfen kann, dass aber die einzige Möglichkeit, sie zu prüfen, darin besteht, sich zumindest probeweise auf eine Beziehung einzulassen.

Der Klient sollte sich in der Therapeut-Funktion auch selbst klarmachen, wie er selbst sein System konstruiert hat: warum er in die Autonomie geflüchtet ist, welche Vorteile das bringt, aber auch: welche Kosten das hat. Und er sollte an der Frage arbeiten, ob er diese Kosten tatsächlich will.

Bearbeitet werden müssen vor allem auch die Annahmen, Beziehungen seien gefährlich: Hier kann sich der Klient in der Therapeuten-Rolle auch klarmachen, dass er in der Therapie soziale Kompetenzen entwickeln kann, mit deren Hilfe er soziale Situationen „beherrschbar" machen kann.

Deutlich sollte auch werden, dass der Klient die Autonomie auch keineswegs völlig aufgeben muss; dass er durchaus Kompromisse herstellen kann zwischen Nähe/Bindung und Autonomie/Auf-sich-selbst-verlassen. Denn bestimmte Aspekte der Autonomie wird der Klient wahrscheinlich immer brauchen. Die Annahme jedoch, man sei entweder völlig autonom oder völlig gebunden kann als dichotomes Denken entlarvt werden.

2.5.12 Training sozialer Kompetenz

Bei Klienten mit schizoider Persönlichkeitsstörung muss man damit rechnen, dass sie, die Interaktionen und damit entsprechende Erfahrungen systematisch vermieden haben, massive soziale Kompetenzdefizite aufweisen, die in der Regel noch weitgehender sind als bei Klienten mit selbstunsicherer Persönlichkeitsstörung. Die Inkompetenz kann so weit gehen, dass den Klienten grundlegende soziale Regeln fremd sind.

Daher wird man kaum an entsprechenden Kompetenztrainings vorbeikommen. Gerade auch Video-Feedback ist erforderlich, um den Klienten deutlich zu machen, dass sie ihr nonverbales Verhalten verändern sollten und ihnen Feedback über Veränderungen zu ermöglichen.

2.5.13 Therapeutische Bearbeitung der Alienation

Wie deutlich geworden ist, wissen Klienten oft nicht, an welchen Indikatoren sie überhaupt erkennen können, was ihr affektives Verarbeitungssystem ihnen „mitteilt“: Sie wissen gar nicht, auf was sie ihre Aufmerksamkeit richten sollen, wonach sie überhaupt suchen sollen, um relevante Indikatoren zu finden.

Hier ist eine basale Übung von Bedeutung: Therapeut und Klient legen sechs Situationen fest. Dabei definiert der Klient drei Situationen, in denen er klar weiß, dass diese Situationen für ihn positiv waren, dass er sich in ihnen wohlgefühlt hat, dass sie ihm gut getan haben. Dann definiert der Klient drei Situationen, über die er weiß, dass er sich in ihnen *nicht* wohlgefühlt hat, dass sie ihn belastet haben, dass sie ihm unangenehm waren, dass er sie am liebsten schnell wieder verlassen hätte.

Der Therapeut arbeitet dann mit dem Klienten alle Situationen systematisch durch, vielleicht eine pro Stunde. Dazu berichtet der Klient zunächst die Situation so konkret wie möglich; der Therapeut versucht, sich die Situation so konkret wie möglich vorzustellen; gelingt ihm das an bestimmten Stellen der Beschreibung nicht, dann stellt er dem Klienten konkretisierende Fragen: Was genau ist passiert? Was hat X getan? Was haben Sie genau getan? usw., bis er sich diese Aspekte genau vorstellen kann.

Ist die Situation beschrieben, dann bittet der Therapeut den Klienten, sich die Situation nun vorzustellen, so konkret und plastisch wie möglich, die Vorstellung zu halten und auf sich wirken zu lassen. Der Therapeut fragt den Klienten dann, was die Vorstellung in ihm auslöst. Hat der Klient nun wieder ein ähnlich unbehagliches Gefühl wie in der Original-Situation, dann wird nun weitergearbeitet; löst die Situation im Klienten nichts aus, dann versucht man es später noch einmal oder man sucht eine andere Situation aus.

Löst die Situation im Klienten etwas aus, z. B. Unbehagen, dann geht der Therapeut mit dem Klienten systematisch Fragen durch, z. B.:

- Beschreiben Sie einmal Ihr Unbehagen!
- Wie spüren Sie Ihr Unbehagen?
- Können Sie das irgendwo im Körper spüren?
- Wie fühlt sich das an?
- Was würden Sie jetzt am liebsten tun?
- Was genau macht die Situation für Sie unbehaglich?
- Was stört Sie?
- Was würden Sie am liebsten ändern?

Nach diesem Schema geht der Therapeut auch positive Situationen durch:
- Wo spüren Sie das positive Gefühl?
- Können Sie es im Körper lokalisieren?
- Was genau spüren Sie?
- Wie fühlt sich das an?
- Was sagt Ihnen das Gefühl?
- Was würden Sie jetzt am liebsten tun?
- Was genau ist an der Situation angenehm?
- Was löst die positiven Gefühle aus?

Eine Übung zur Überwindung der Alienation kann der Klient als Hausaufgabe im Alltag ausführen. Die Übung besteht darin, an ganz alltäglichen und im Grunde trivialen Dingen oder Handlungen herauszufinden, wie man sie findet, was man davon hält, ob man sie mag oder nicht. Beispielsweise soll der Klient beim Duschen das Duschgel auf seine Hand schütten und dann einen Moment innehalten, sich Zeit nehmen; er soll an dem Duschgel riechen und sich fragen:
- Riecht das für mich gut?
- Mag ich den Geruch?
- Was mag ich an dem Geruch?
- Oder mag ich den Geruch nicht?
- Wenn nein, was mag ich an dem Geruch nicht?
- Ist mir das Gel wirklich angenehm?
- Möchte ich es verwenden?
- Oder möchte ich ein anderes?

Durch solche Übungen soll der Klient lernen,
- sich Zeit für sich zu nehmen, sich Zeit zu nehmen für ein paar einfache Reflexionen, für eine Selbst-Besinnung;
- seinen Alltag nicht einfach automatisiert und „as usual“ ablaufen zu lassen;
- sich zu fragen, was er wirklich will, ob etwas, was er tut, wirklich für ihn ok ist oder nicht;
- *dass* er Dinge und Handlungen hinterfragen kann, *dass* er nicht einfach etwas tun muss, weil er es bisher immer getan hat, sondern, dass er Abläufe in Frage stellen kann;
- dass er tatsächlich herausbekommen kann, was ihm gut tut, was er möchte oder nicht möchte.

Diese Übung soll der Klient im Alltag mit verschiedenen Situationen durchführen und zwar jeweils mehrfach, z. B.:
- Wenn er einen Auftrag erhält, soll er sich fragen: „Will ich das übernehmen? Ist das gut für mich? Werde ich davon profitieren? Oder stört mich das? Werde ich dadurch belastet oder belästigt?“
- Wenn er mit einem Partner zusammen ist, kann er sich fragen: „Was gefällt mir an der Situation? Kann ich die Situation genießen? Stört mich etwas? Wenn ja, was? Was würde ich mir wünschen? Was könnte der Partner für mich tun? Was würde mir gut tun?“

- Wenn der Klient sich in einer Situation befindet, von der er merkt, dass sie ihm unangenehm ist, dann kann er sich fragen: „Was stört mich an der Situation? Was möchte ich nicht? Was tut mir nicht gut? Was würde ich am liebsten ändern? Woran merke ich, dass mich etwas stört?“
- Das gleiche sollte der Klient aber auch in Situationen tun, in denen er sich deutlich wohlfühlt; sich fragen: „Welche Aspekte der Situation sind es, die mir gut tun? Was genau genieße ich? Woran merke ich, dass es mir gut geht?“

Der Therapeut sollte den Klienten bitten, Situationen aus folgenden Lebensbereichen auszuwählen:
- Aus dem Berufsalltag.
- Aus dem Freizeitbereich.
- Aus der Partnerschaft.

Jede Situation wird wieder konkret beschrieben und so konkret wie möglich vorgestellt, und der Therapeut geht dann mit dem Klienten Fragen durch:
- Wie wirkt die Situation auf Sie?
- Was löst die Situation in Ihnen aus?
- Ist Ihnen die Situation eher angenehm oder eher unangenehm?
- Was an der Situation macht diese angenehm oder unangenehm?
- Was spüren Sie? Spüren Sie etwas in Ihrem Körper? Wie fühlt sich das an? Wo fühlen Sie es?
- Was würden Sie in der Situation am liebsten tun?
- Was sollten die anderen Personen tun?
- Wie sollte sich die Situation ändern?
- Wie wäre die Situation für Sie ideal?

Bezüglich der Bearbeitung der Alienation siehe auch die Überlegungen und Vorgehensweisen bezüglich der Konzepte „Achtsamkeit“ (vgl. Anderssen-Reuster, 2007; Fasbender, 2009; Grossmann et al., 2004; Hayes et al., 2002, 2007; Heidenreich & Michalak, 2004; Michalak et al., 2007; Segal et al., 2002; Shapiro et al., 1998; Wurll, 2007).

2.5.14 Transfer

Bei diesen Klienten kann man mit sehr einfachen Übungen anfangen: Eine Verkäuferin anlächeln, Leute nett nach dem Weg fragen, zurücklächeln, wenn man angelächelt wird. Da häufig Kompetenzdefizite bestehen und man Kompetenztrainings durchführen muss, kann man alle Aspekte dieser Trainings auch als Hausaufgaben definieren.

2.6 Illustration des therapeutischen Vorgehens anhand von Transkripten

2.6.1 Fall 1

Die Klientin ist eine 31-jährige Frau, die als wissenschaftliche Mitarbeiterin an der Universität arbeitet. Sie kommt in die Therapie, weil sie von einem Internisten wegen Magengeschwüren geschickt wurde.

2.6.1.1 Das Transkript

Das Transkript ist eines aus dem Anfang der ersten Sitzung. Die Klientin spricht langsam, schleppend, mit vielen Pausen.

Th1: Ja Frau X, was führt Sie zu mir?

Kl1: So, ganz kann ich Ihnen das nicht sagen. Ich war beim Hausarzt und, ähm, da wurde eine Magenspiegelung gemacht und so, ich habe halt ein Magengeschwür, ähm, das ist nicht das Erste, und der sagt jetzt irgendwie, ich hätte Stress, mein Hausarzt, die ganzen Medikamente jetzt immer, das wäre nicht so günstig. Und vielleicht könnte ich halt irgendetwas ändern ...

Th2: Das hat Sie jetzt auf die Idee gebracht, hierher zu kommen, einfach um mal zu gucken, ob es Ihnen helfen könnte? Sie sind selbst nicht so ganz sicher, ob Ihnen das helfen könnte.

Kl2: Also, ich habe jetzt so, glaube ich nicht Probleme.

Th3: Mmh.

Kl3: Glaube ich.

Th4: Ihr Hausarzt sagte, Sie hätten Stress. Haben Sie den Eindruck auch?

Kl4: Nee, also die Arbeit läuft ganz gut. Da gibt es so das Normale. Ich bin alleinstehend.

Th5: Das heißt, Sie leben alleine.

Kl5: Genau.

Th6: Aber Sie haben ja schon irgendwie die Vorstellung, wenn es nicht das erste Magengeschwür ist, dass es vielleicht doch mal ganz gut wäre, einfach mal danach zu gucken, ob es in Ihrem Leben Gründe dafür geben könnte, warum es immer wieder ein Magengeschwür gibt.

Kl6: Joa, also, ja, kann man mal machen, ne. Aber ich weiß halt gar nicht, woran es liegen könnte.

Th7: Im Moment haben Sie gar keine Idee, wo Sie ansetzen könnten. Das sehen wir auch oft, dass man so als Betroffener den Eindruck hat: eigentlich läuft alles ganz gut, und eigentlich ist alles gut. Aber deswegen ist es mein Rat immer, lassen Sie uns einfach mal gucken, wo gibt es Dinge, wo Sie sagen, da bin ich vielleicht ein bisschen unzufrieden, da stört mich was, da laufen Sachen nicht so rund, wie sie sollten, wie sie könnten.

Kl7: Naja, ich will mir halt auch keine Probleme so irgendwie einreden lassen.
Th8: Das würde ich Ihnen auch nicht empfehlen.
Kl8: Ja, ok.
Th9: Also deshalb, mein Rat wäre, lassen Sie uns einfach mal gucken, ob wir irgendetwas finden. Was Sie belastet, bedrückt oder was auch immer, und wenn wir was finden, können wir ja gucken, ob wir was dagegen tun können, und wenn wir nichts finden, dann sind Sie zumindest sicher, dass es auf der psychischen Seite nichts gibt.
Kl9: Ja klar, ok, das macht Sinn.
Th10: Dann gucken wir uns mal Ihre Arbeit an.
Kl10: Jaja, genau. Also, ich kann ja was erzählen, also auf der Arbeit, da habe ich halt diverse Projekte, und auch da habe ich ja, also da schreibe ich meine Artikel, ich kriege meine Daten, ähm was ein bisschen nervig ist, wir sind jetzt wieder umgezogen mit der Arbeitseinheit. Das hat mich schon genervt.
Th11: Wie ist es im Kontakt mit Kollegen?
Kl11: Ja, habe ich ja nicht.
Th12: Haben Sie nicht?
Kl12: Also, nee. Ich arbeite ... (Pause)
Th13: Sie arbeiten eigentlich alleine?
Kl13: Genau.
Th14: Freiwillig oder ist da was passiert?
Kl14: Ja klar. Das ist auch ganz gut so, das bekommt mir, dann ist das ganz gut. Und da sind schon so Situationen, wo ich manchmal denke: brauche ich nicht. Also ...
Th15: Was brauchen Sie nicht?
Kl15: Äh, wir haben immer diese Dienstbesprechungen so und das nervt.
Th16: Können Sie mir sagen, was daran so nervt, weil das können ja verschiedene Sachen sein. Dass Sie sagen, das ist Zeitverschwendung oder es gibt ständig Auseinandersetzungen mit Kollegen. Was sind da eigentlich so die Dinge, die nerven?
Kl16: Ich habe echt keine Ahnung, Auseinandersetzungen ... nee es ist einfach, ähm, es ist Zeitverschwendung, verstehen Sie? Wir sitzen da, es ist ein Verbrennen von Arbeitszeit, ich verstehe schon, dass man Sachen besprechen muss, aber dann muss ich ja nicht dabei sein. Und dann erzählen die Dinge ...
Th17: Mmh.
Kl17: ... also die sind nicht wichtig, für mich. Auch diese Geburtstage ...
Th18: Mmh.
Kl18: ... das nervt.
Th19: Ist auch eigentlich Zeitverschwendung?
Kl19: Total. Wissen Sie, da gehen Sie hin und hören sich Geschichten an, die Sie nicht interessieren, und machen, versuchen ein freundliches Gesicht zu machen. Und vorher überlegen Sie sich, wie Sie die Zeit totschlagen können.
Th20: Mmh, das heißt, was Sie mir sagen, wenn ich Sie richtig verstehe, dass Ihnen die Beziehungen zu den Kollegen eigentlich auch nicht viel bedeutet.
Kl20: Das ist generell so, das ist nicht mein, ist nicht mein Hobby.

Th21: Beziehungen zu haben.
Kl21: Nee, deswegen habe ich ja diesen Job gewählt.
Th22: Weil Sie da alleine arbeiten können?
Kl22: Genau.
Th23: Und das ist auch der Grund, warum Sie alleine leben? Da steht auch hinter: Beziehungen sind bei Ihnen nicht so wichtig.
Kl23: Nicht so wichtig, irrele... also ehrlich, ich verstehe, dass andere das irgendwie brauchen, und ich denke immer, ja, ich nicht, das ist auch gut, ich bin da zufrieden.
Th24: Also eigentlich würden Sie sagen, so wie es ist, mit der Beziehung, dass ich alleine bin, dass ich wenig Kontakt habe, ist es in Ordnung, es stört mich nicht?
Kl24: *(überlegt)* Nee, das ist ganz ruhig. Das ist so, wie ich es mir vorstelle. Ja.
Th25: Vermissen Sie irgendetwas? Haben Sie das Gefühl, Sie vermissen irgendetwas? Manchmal?
Kl25: *(überlegt)* Manchmal, wenn ich so andere beobachte.
Th26: Mmh.
Kl26: Also meine Eltern früher oder auf der Straße, dann frage ich mich so ein bisschen, also die wirken ganz zufrieden, und dann frage ich mich immer, was genau tun die oder wie genau muss das sein, dass es denen gut geht.
Th27: Ja, warum genau fragen Sie sich das?
Kl27: Weil die so wirken ... die lachen und so.
Th28: Ja. Sie haben den Eindruck, einen solchen Zustand haben Sie gar nicht, oder?
Kl28: Doch, aber anders.
Th29: Anders?
Kl29: Ich habe nicht den Eindruck, dass ich so einen Zustand mit einem anderen Menschen erreichen könnte oder wollte oder könnte, aber ich staune halt mehr.
Th30: Was meinen Sie damit?
Kl30: Dass die da so eine Zufriedenheit haben, so etwas haben, so ein Glücksgefühl.
Th31: Das heißt, Sie sehen da auch schon Unterschiede zwischen sich und anderen, die anderen tun das und sind ganz zufrieden damit.
Kl31: Ja.
Th32: Ja, kann man sagen, Sie vermissen das eigentlich gar nicht?
Kl32: Manchmal frage ich mich dann, ob ich eher so wie Spock bin oder so.
Th33: Und wenn es so wäre?
Kl33: Joa, wäre ok.
Th34: Ja?
Kl34: Denke schon, aber das macht mir jetzt auch keinen Stress. Das ist jetzt nichts, was mich ärgert oder so.
Th35: Sie haben auch nicht das Gefühl, Sie haben manchmal ein Gefühl von Alleinsein oder einsam sein. Und dass Sie Kontakt vermissen?
Kl35: Ich bin ja immer irgendwie alleine.
Th36: Mmh.

Kl36: Insofern könnte man wohl sagen, es wäre mein Lebensgefühl, aber es ist nicht unangenehm.

Th37: Aber Sie würden schon sagen, das ist eigentlich so ein Lebensgefühl. Alleinsein ist irgendetwas, was Sie begleitet.

Kl37: Ja. So ist mein Leben, so ist es auch ok, aber es ist halt, da verändert sich nichts ... so ja so.

Th38: Haben Sie denn eine Idee, wie Ihr Arzt auf die Idee gekommen ist, Sie könnten Stress haben?

Kl38: Wegen des Magengeschwürs, keine Ahnung. Also der sagt halt irgendwie, dass, es gibt halt einen organischen Befund, aber ihn wundert es halt, dass es so häufig ist, und ich habe jetzt keine Bakterien oder ähnliches, und er sagt, irgendetwas muss ja los sein, irgendetwas muss ja sein, und der hat das schon ein paar Mal gesagt und manchmal dachte ich: ja, ok. Es ist halt echt auch schmerzhaft.

Th39: Ja.

Kl39: Es ist halt auch so, dass man nur noch irgendwelche Pampe essen kann, und ja, das ist dann schon echt krass.

Th40: Mmh. Würden Sie ihm denn rein rational folgen, wenn er sagt, es muss irgendetwas sein, weil es sehr unwahrscheinlich ist, dass es irgendwelche Gründe dafür gibt. Es gibt keine organischen Gründe.

Kl40: Also, nach allem, was ich so weiß, ja. Was ich so theoretisch weiß, also ich weiß, es gibt ein Zusammenspiel irgendwie, und deswegen bin ich ja auch hier, aber letztendlich denke ich mir immer, wo könnte für mich Stress herkommen, ich habe keine Ahnung.

Th41: Das heißt rein rational, rein logisch würden Sie ihm zustimmen, aber Sie sagen: ich finde nicht den Grund.

Kl41: Ja, was denken Sie? Denken Sie irgendetwas?

Th42: Ich würde sagen, rational, rein logisch wahrscheinlich, aber die Erfahrungen, die ich hier halt auch häufig gemacht habe, ist, dass Belastungen auch sehr unscheinbar sind, dass es gar nicht so leicht ist, sie zu identifizieren, man braucht manchmal schon recht lange, um zu verstehen, was passiert oder worunter man, wo man Stress empfindet oder worunter man leidet oder was auch immer. Und wenn Sie sagen, ich finde es so ohne Weiteres nicht, dann finde ich das aus meiner Therapieerfahrung heraus nicht ungewöhnlich.

Kl42: Aber wenn ich doch nichts weiß, wie wollen wir dann auf was kommen?

Th43: Ja, deswegen müssen wir gemeinsam auch nochmal genau gucken. Also, ich würde Sie einladen, ganz gründlich nochmal, so verschiedene Lebensbereiche abzusuchen und zu gucken: Mmh, wo haben Sie eigentlich den Eindruck, irgendetwas stört Sie? Ich würde Sie einladen, gar nicht mal nach großen Problemen zu schauen, weil, wenn Sie große Probleme hätten, dann wüssten Sie es zweifelslos, ne, also einfach mal zu gucken, gibt es Kleinigkeiten, die mich stören im Alltag, Dinge, die mich ein bisschen unzufrieden machen, irgendetwas läuft nicht so, wie es laufen soll. Ne, ich hätte bestimmte Dinge einfach gerne anders, aber aus irgendwelchen Gründen klappt es nicht.

Kl43: Kleinigkeiten gibt es immer.

Th44: Das denke ich mir, und da könnten wir einfach mal anfangen und dann systematisch gucken, wie belastend sind die. Sie müssen ja bedenken, viele, viele Kleinigkeiten zusammen, wirken genauso wie ein großer Stressor.

Kl44: Ja, also der einzige Faktor ja ... ich kann ja mal sagen, wenn ich denke, dass es ok ist. Mir geht es, am Wochenende geht es mir gut.

Th45: Wenn Sie weg sind von der Arbeit?

Kl45: Genau, gut ich arbeite dann von Zuhause, ich schreibe dann ein paar Texte und so, aber das ist gut.

Th46: Was ist anders, wenn Sie im Job sind?

Kl46: Ich finde, diese erzwungene Gemeinschaft.

Th47: Aah, die erzwungene Gemeinschaft, dass Sie mit den anderen zusammen sein müssen, kommunizieren müssen?

Kl47: Ich weiß, also, ich umgehe schon viel. Ich fange früh an, dann ist auch keiner da, dann muss ich auch keinem Guten Morgen sagen.

Th48: Das heißt, Sie fangen auch früh an, damit keiner da ist?

Kl48: Ja selbstverständlich. Selbstverständlich.

Th49: Das heißt, das Zusammensein mit anderen Menschen und vor allem Ihr Gefühl mit anderen Menschen zusammen sein zu müssen ...

Kl49: Ja, müssen.

Th50: ... ist eigentlich schon eine Belastung.

Kl50: ... müssen. Aber wie gesagt, ich habe da schon ein paar Strategien, weil ich halt auch weiß, wie ich ticke, ähm, ich fange spätestens gegen 6.30 Uhr an, und dann ist es schön ruhig und dann mache ich auch die Tür zu, damit keiner sieht, dass ich schon da bin. Aber irgendwann gibt es halt immer Besprechungen in der Woche, und das sind so die einzigen Situationen, wo ich denke, das ist nicht gut.

Th51: Können Sie mir nochmal sagen, was für ein Gefühl das ist? Sie sagen, das ist nicht gut, aber was genau daran stört Sie eigentlich?

Kl51: Es bleibt einfach nicht nur bei einer Besprechung, sondern die fragen mich dann, wie mein Urlaub war und dann denke ich: Was soll ich denn sagen?

Th52: Das ist Ihnen zu nah.

Kl52: Ja, das ist wie eine Simulation. Als ob die Interesse hätten.

Th53: Als ob die Interesse hätten.

Kl53: Und dann weiß ich auch nicht, was ich damit machen soll, was ich sagen soll, dann sage ich immer: Ja, war gut.

Th54: Wenn Sie sagen, das ist eine Simulation, heißt das, Sie nehmen denen gar nicht ab, dass die wirklich Interesse haben?

Kl54: Die kennen mich ja nicht.

Th55: Mmh, warum? Würde sich denn etwas ändern, wenn Sie denken, die hätten Interesse? Eigentlich spielt das gar keine Rolle.

Kl55: Tja, es ist ja auch eh, die wechseln die Arbeitsstätte, die ziehen weg, die heiraten, die kriegen Kinder. Es ist ja einfach auch, also warum ...

Th56: Was meinen Sie damit? Die Beziehung wird gar nicht stabil sein. Eigentlich sagen Sie: es lohnt sich nicht, Beziehungen einzugehen.

Kl56: Genau, weil es kostet Mühe, es ist ehrlich gesagt auch anstrengend.

Th57: Mmh, und Sie kriegen nichts zurück.

Kl57: Und dann ist es eh vorbei. Ist ja, ja, was habe ich davon? Ich kriege meine Arbeit gut hin, ich kriege mein Leben gut hin, und dann ist es auch ganz gut, also ich streite mich nicht mit anderen. Ich muss nicht fragen, was wir essen sollen.

Th58: Das heißt, Sie müssen auch keine Rücksicht nehmen, sich nicht anpassen an andere.

Kl58: Anpassen wäre ok, aber dieses ganze Abgestimmte.

Th59: Mmh.

Kl59: Ich kann es Ihnen nicht sagen, es ist immer so ein Gefühl von: Warum? Es ist, ich muss irgendetwas essen, und dann esse ich manchmal halt das, was schnell geht, esse es jetzt halt so. Es ist so, als würde ich immer wieder einen Artikel beginnen, immer wieder, immer würde ich mir Mühe machen, und es würde sowieso nie zur Veröffentlichung kommen.

Th60: Mmh.

Kl60: So ein Gefühl. Ich kann es Ihnen nicht sagen, es ist immer so ein Gefühl von: Warum? Warum soll ich mir für Formulierungen Mühe machen, wenn es eh nichts bringt?

Th61: Ja, und das ist auch etwas, was sich bei Ihnen so durchzieht, dass Sie sagen, bestimmte Dinge, so wie Essen machen, führt eigentlich zu nichts.

Kl61: Ja genau, es hat keinen Sinn.

Th62: Und wenn Sie so etwas sagen: Ich genieße den Augenblick und gucke mal, was ich möchte und folge dem, das spielt für Sie eigentlich keine Rolle.

Kl62: Ach, das macht schon Bock, wenn ich dann ein paar Daten auseinander nehme und das Gefühl habe, was Neues zu erfahren, das ist schon cool. Das macht schon Spaß.

Th63: Das heißt, es gibt schon Situationen, wo Sie das kennen.

Kl63: Ja, da habe ich auch den Eindruck. Deswegen mache ich es, deswegen arbeite ich auch relativ viel und ohne dass ich da den Eindruck habe, belastet zu sein. Das ist gut.

Th64: Mmh. Wie ist das mit den Daten? Haben Sie da denn den Eindruck, da macht Ihnen die Arbeit selbst Spaß, oder es macht Ihnen Spaß, weil da letzten Endes was bei raus kommt?

Kl64: Ja schon, weil da was bei raus kommt.

Th65: Das heißt, Daten zu bearbeiten, wenn nichts bei raus käme, wäre auch nicht so toll?

Kl65: Nee. Also ja, das gibt es ja mal, das wäre jetzt nicht so, nee, nee, passiert, das gehört halt dazu. Aber nee, das macht schon Spaß, auch wenn man einen Artikel irgendwo unterbringt.

Th66: Das ist beachtlich.

Kl66: Ja, da war ich auch stolz drauf. Das sind so Sachen, wo ich denke: Ja, dafür lebe ich, das ist so meins einfach. Und dann haben halt alle anderen da ihre Beziehungen.

Th67: Mmh. Aber das Wichtige daran und worüber Sie sich freuen, ist eigentlich der Erfolg?

Kl67: Ja, was geschafft zu haben.
Th68: Was geschafft zu haben.
Kl68: Das ist schon cool.

2.6.1.2 Kommentar

Es wird sehr deutlich, dass der Therapeut zu Therapiebeginn höhere Redeanteile hat als der Klient: Das sollte ein Therapeut normalerweise vermeiden, aber bei einem Klienten mit schizoider Störung bleibt ihm nichts anderes übrig: Er muss stark steuern und das Gespräch „am Laufen halten", um den Klienten nicht zu frustrieren: Der Klient kann das selbst nicht und der Therapeut muss dies kompensieren.

Th6: Der Therapeut unterstellt der Klientin Motivation: Das ist wichtig, um die Annäherungstendenzen der Klientin an die Therapie zu stärken.

Th7: Der Therapeut „didaktisiert": Er macht deutlich, dass es Sinn machen kann, therapeutisch zu klären, selbst wenn man noch nicht definitiv weiß, ob ein relevantes Problem vorliegt: Damit will der Therapeut vermitteln, dass das Vorgehen der Klientin Sinn macht und dass es sinnvoll sein kann, sich zumindest probeweise auf den Prozess einzulassen.
Dann stellt er eine „niedrigschwellige Frage": „Gibt es etwas, was Sie stört?" Auch das soll der Klientin den Einstieg erleichtern.

Th8: Das ist wichtig: Der Therapeut macht deutlich, dass er auf keinen Fall der Klientin „ein Problem einreden" will; wenn die Klientin keine Probleme hat und nicht arbeiten möchte, dann akzeptiert er das. Der Therapeut übt *keinerlei Druck* auf die Klientin aus: Er versucht, der Therapie Sinn zu geben, akzeptiert aber, wenn die Klientin sich nicht einlassen will.

Th9: Das macht der Therapeut noch einmal explizit klar. Das ist wichtig: Es reicht so gut wie nie, etwas einem Klienten nur einmal zu sagen!

Th11: Wenn ein Therapeut die Hypothese hat, es handele sich um eine Persönlichkeitsstörung oder um einen Persönlichkeitsstil, dann ist es wesentlich, möglichst schnell auf das Thema Beziehungen/Interaktionen zu kommen: Da Persönlichkeitsstörungen primär Interaktionsstörungen sind, werden die Probleme vorrangig an *diesen* Themen deutlich!

Kl14: Hier werden zum ersten Mal deutliche schizoide Tendenzen erkennbar.

Th15: Die der Therapeut dann auch weiter klären möchte.

Th16: Der Therapeut stellt konkretisierende Fragen und er macht der Klientin auch deutlich, warum er sie stellt.

Kl16ff.: Die Klientin macht wieder deutlich, dass sie starke schizoide Tendenzen aufweist: Damit korrespondieren die von ihr geäußerten Inhalte mit ihrem Interaktionsverhalten.

Th20: Der Therapeut expliziert hier einen wesentlichen Aspekt der schizoiden Verarbeitung.

Kl20: Den die Klientin bestätigt.

Th23: Der Therapeut bringt erneut wesentliche Aspekte „auf den Punkt".

Th25: Der Therapeut versucht hier herauszuarbeiten, ob die Klientin dennoch Bedürfnisse in Richtung auf andere Personen spürt. Oft ist dieser Aspekt so früh in der Therapie noch nicht herausarbeitbar, aber einen Versuch ist es wert.

Kl25: Der hier auch gelingt.

Kl27: Das ist es oft, was Klienten mit schizoider Störung beobachten: Dass es anderen mit Beziehungen recht gut geht.

Kl29: Die Klienten glauben aber nicht, dass sie mit anderen gut zurecht kommen könnten.

Kl35f.: Die Antworten machen deutlich, dass die Klientin sich ihren Zustand „schönredet".

Th37: Der Therapeut verhält sich empathisch: Zu diesem Zeitpunkt der Therapie kann er Annahmen der Klientin noch nicht hinterfragen oder die Klientin konfrontieren!

Th38: Der Therapeut steuert nochmal auf das Ausgangsthema: Das tut er, weil eine Vertiefung des anstehenden Themas die Klientin defensiv machen könnte und das möchte der Therapeut zu diesem Zeitpunkt vermeiden.

Kl40: Rational akzeptiert die Klientin, dass es für die Magengeschwüre psychische Probleme geben könnte – das ist immerhin ein Ansatzpunkt!

Th41ff.: Hier gibt der Therapeut der Klientin mit psychosomatischen Problemen typische Didaktisierung; aus der abgeleitet werden kann, dass es für die Klientin Sinn macht, sich einem psychotherapeutischen Klärungsprozess zu unterziehen.

Der Therapeut macht wieder ein „niedrigschwelliges Angebot": Nicht nach „Problemen" suchen, sondern mit „leichten Störungen", fast trivialen Alltagsdingen anfangen.

Kl46: Die Klientin kommt schließlich auf zentrale Stressoren zurück: Kontakte mit Arbeitskollegen.

Th51: Der Therapeut versucht eine vertiefende Frage.

Kl53: Die Klientin macht deutlich, dass sie wahrscheinlich *auch* soziale Kompetenzdefizite aufweist: Zentral sind aber Schemata und die sind zu diesem Zeitpunkt noch überhaupt nicht klar.

Th56: Der Therapeut expliziert erneut einen zentralen Aspekt der schizoiden Verarbeitung.

Kl57: Die Klientin macht erneut deutlich, dass sie sich mit ihrem Problem „eingerichtet" hat.

Kl60: Das Schema prägt sich im Erleben der Klientin aus: „Beziehungen machen keinen Sinn, Beziehungen bringen nichts".

Kl63: Doch das ist typisch für schizoide Klienten: Sie können sich gut auf sachliche Probleme konzentrieren und wollen dabei nicht von anderen „gestört" werden.

Kl65: Hier wird auch das starke Anerkennungsmotiv der Klientin erkennbar.

Th66: Auf das der Therapeut komplementär reagiert.

2.6.2 Fall 2

Das Transkript stammt von einem 29-jährigen Klienten, studierter Informatiker, der wegen Arbeits- und Konzentrationsproblemen in die Therapie kommt. Es wird aber schnell klar, dass diese Probleme eher peripher sind: Der Klient hat eine deutliche schizoide Persönlichkeitsstörung.

Er wohnt und lebt alleine, hat noch Kontakt zu seinen Eltern, hat keine Freunde und keine Kontakte zu Familienangehörigen. Er hat nur so viele Kontakte zu Arbeitskollegen, wie erforderlich. Er ist Single und hatte noch nie eine Freundin und noch nie sexuelle Kontakte. Das Transkript stammt aus der fünften Sitzung.

2.6.2.1 Transkript

Th1: So, wo wollen Sie wieder einsteigen, woran wollen Sie heute arbeiten?

Kl1: (Klient spricht langsam, mit Pausen zwischen Sätzen und Satzteilen) Ja, wir waren ja beim letzten Mal stehen geblieben bei meiner Berufswahl und bei meinen Eltern, ja, und die haben mich dabei beeinflusst, natürlich. (Pause) Weil gesagt wurde, ich spiele gerne Computer, dann mach doch was im IT-Bereich, weil ich hatte zu dem Zeitpunkt auch keine wirkliche Ahnung, was ich machen sollte.

Th2: Ja, das heißt, Sie hatten noch keine richtige Vorstellung, was Ihnen Spaß macht und was Ihnen liegt. Und Ihre Eltern haben dann einen Vorschlag gemacht und Sie haben gedacht, gut, dann nehme ich den Vorschlag mal an.

Kl2: Ja, ich meine, so an sich haben sie sich ja dann damit immer um mich gekümmert, und ...

Th3: Wie ist das denn jetzt? Wir haben ja gesehen, dass Sie jetzt eigentlich mit der Wahl unzufrieden sind.

Kl3: (denkt länger nach) Ja.

Th4: Wie betrachten Sie denn jetzt nach dieser Erfahrung die Vorschläge Ihrer Eltern? Sie sagen, Ihre Eltern haben sich an der Stelle gekümmert. Ist das so? Empfinden Sie das so?

Kl4: (lange Pause) Weiß ich nicht.

Th5: Schwierige Frage.

Kl5: Ja, die ist schwierig.

Th6: Aber das heißt, Sie würden nicht eindeutig ja sagen? Sonst wäre die Frage nicht schwierig.

Kl6: Nein, eindeutig ja sagen würde ich nicht.

Th7: Und wo, würden Sie sagen, haben Sie das Gefühl gehabt, Ihre Eltern haben sich wenig gekümmert oder zu wenig gekümmert?

Kl7: Naja, wenn ... (Pause) Meine Eltern haben mich halt relativ früh aufs Internat gegeben, ich sollte ihrer Meinung nach wohl, es wurden ein paar Tests gemacht mit mir auf Hyperintelligenz, und da wurde ich halt in jungen Jahren schon viel getestet, und dann wurde ich aufs Internat geschickt, weil ich in der Schule Probleme bekommen habe.

Th8: Sie sagen, Sie wurden auf ein Internat geschickt. Das klingt für mich so nach: „Ich habe mich abgeschoben gefühlt?“

Kl8: Nein ... (Pause) Ich glaube, meine Eltern waren einfach überfordert mit der Situation, das kann ich nicht genau sagen.

Th9: Dann sagen Sie mir was über ihre Eltern. Ich würde gerne mal hören, was Sie über sich sagen. Wie haben Sie es denn empfunden, auf das Internat geschickt zu werden? Wie war das für Sie vom Gefühl her?

Kl9: (lange Pause) Ich weiß nicht.

Th10: Ich weiß, es ist eine schwierige Frage. Aber ich finde so eine Frage immer ganz wichtig, dass man mal klärt, wie hat man bestimmte Dinge empfunden? Wie hat man die für sich verarbeitet, was hat Sie das sozusagen gelehrt über Ihre Eltern, über die Beziehung zu Ihren Eltern? Was würden Sie sagen?

Kl10: Naja, unser Elternhaus, mein Elternhaus, war nie emotional besonders ...

Th11: Zugewandt.

Kl11: Ja, zugewandt, ja, generell. (Pause) Ich kann mich nicht groß an irgendwelche emotionalen Themen oder Situationen erinnern.

Th12: Ich kann mir vorstellen, dass Sie irgendwann gedacht haben, Sie haben sich daran gewöhnt. Aber ich kann mir auch vorstellen, angenehm war das nicht.

Kl12: Joa, was heißt angenehm.

Th13: Naja, ich frag mich einfach, wie ging es Ihnen damit, haben Sie sich wohl gefühlt, dass die Ihnen damit so kühl gegenüber waren?

Kl13: (Pause) Schwer zu sagen.

Th14: Ich weiß, das sind sehr schwierige Fragen. Aber ich finde, das ist wichtig, einfach mal zu gucken, wie ging es Ihnen eigentlich damit.

Kl14: Ich denke, es war jetzt nicht, glaube ich, in dem Sinne angenehm, so wie andere das empfinden, weiß ich nicht genau.

Th15: Aber Sie haben auch so das Gefühl, gut, da habe ich mich mit abgefunden, da hab ich mich drauf eingestellt?

Kl15: Ja.

Th16: Ja, ich finde auch ganz gut, dass Sie sich darauf eingestellt haben, denn Sie mussten ja irgendwie damit fertig werden. Und im Grunde ist Ihnen das ja auch ganz gut gelungen. Nur, es war nicht angenehm.

Kl16: Ja, es war ja auch damals bei uns so ... ich hab's ja auch nicht anders kennengelernt.

Th17: Ja ja, Sie hatten ja auch keine andere Chance. Sie konnten Ihre Eltern ja nicht ändern. Aber es hat Ihnen etwas gefehlt.

Kl17: (Pause) Ich weiß nicht.

Th18: Was war Ihr Eindruck? Was hat Ihnen gefehlt?

Kl18: Joa ... ich hab immer relativ viele Schwierigkeiten gehabt, Freunde zu finden. Ich habe jetzt ... so bin ich nie auf andere zugegangen, ich hab mich aber auch nicht dafür interessiert.

Th19: Sozusagen dann, Sie vermissen den Kontakt zu Gleichaltrigen auch kaum.

Kl19: Nein.

Th20: Wie war das auf der Schule? Haben Sie da Kontakt gekriegt oder waren Sie eher Einzelgänger?

Kl20: Einzelgänger.

Th21: Das heißt, das ist auch heute Ihre Vorstellung: Beziehungen lohnen sich nicht, Beziehungen sind einfach nicht wertvoll, nicht wichtig, bringen nichts?

Kl21: Nein, ich wüsste jetzt nicht wofür.

Th22: Das heißt, Sie haben schon so eine Vorstellung: Beziehungen bringen eigentlich nicht viel, Sie wissen nicht so recht, wofür es eigentlich gut sein soll.

Kl22: Joa, ich wüsste jetzt nicht genau für was. Man sieht das bei anderen, aber mich selber ...

Th23: Und wie ist Ihr Gefühl dazu? Das heißt ja im Grunde auch, Sie haben wenig Kontakt und sind viel allein?

Kl23: Ja, alleine bin ich eben.

Th24: Genießen Sie das? Haben Sie das Gefühl, es ist ok? Kommen Sie gut damit klar?

Kl24: Ja, damit komme ich schon klar, das ist nicht immer einfach ...

Th25: Was meinen Sie damit: Es ist nicht immer einfach?

Kl25: Naja (Pause). Es ist schon mal eine Situation halt, wo ich merke (Pause), dass ich selber keinen Antrieb für was habe. Aber ansonsten bin ich ja für mich und dann ... versuch ich halt für mich, all das zu regeln ...

Th26: Sie haben aber den Eindruck, das gelingt Ihnen auch?

Kl26: Ja.

Th27: Und vom Gefühl her kommen Sie gut damit klar?

Kl27: Joa ...

Th28: Klingt eher nach Jein.

Kl28: Joa, die ... (Pause) Momentan ist die Situation halt schwierig, die macht mir schon Probleme.

Th29: Was macht Ihnen da am meisten Probleme?

Kl29: Wenn ich bei der Arbeit nicht weiterkomme und meine Eltern halt auch mal fragen, was ist denn los.

Th30: Was sagen Sie denn auf die Frage, was los ist?

Kl30: Joa, das kann man ja nicht besprechen, weiß ja nicht, woran es liegt, sonst wäre ich ja jetzt auch nicht hier.

Th31: Hm, lassen Sie uns doch noch mal angucken: Sie sagten ja beim letzten Mal, es ist ein Problem, Sie kriegen keinen Antrieb. Was meinen Sie denn eigentlich genau damit?

Kl31: Joa, dass ich in meiner Arbeit nicht weitermachen kann.

Th32: Aber Sie meinen, Sie müssen weitermachen?

Kl32: Joa, ich sollte schon weitermachen.

Th33: Aber eigentlich haben Sie keine Lust dazu. Irgendwie ist das nicht ... es ist nichts, was Sie sagen, das macht mir Spaß, da setze ich mich gerne dran.

Kl33: Neee, jetzt halt nicht alles ...

Th34: Was meinen Sie mit „nicht alles“? Worauf haben Sie Lust und worauf nicht?

Kl34: Joa, das ist halt ... (Pause) schwer zu sagen.

Th35: Hm, ich weiß, das ist schwierig, aber ich finde wichtig, einfach zu gucken, was ist. Sie sind ein intelligenter Mensch, und Ihnen ist klar, denke ich, dass Sie ein Problem kaum lösen können, wenn Sie nicht verstehen, was das Problem ist. Und dazu dienen meine Fragen, ich will Sie nicht ärgern mit den Fragen oder Sie in Schwierigkeiten bringen, ich weiß, dass die Fragen schwierig sind. Deshalb nochmal die Frage: Haben Sie den Eindruck, es gibt Sachen, wo Sie sagen, da hab ich Lust drauf, das könnte ich machen, und es gibt Sachen, wo Sie sagen: Nein, keinen Bock. Gibt's diesen Unterschied?

Kl35: (lange Pause) Ja, die ... ich könnte jetzt nur sagen, dass ... das PC-Spielen, das ist ... ja, wenn ich zuhause bin und alleine das mache, das ist schon angenehm.

Th36: Das macht Spaß. Können Sie sagen, was Spaß daran macht? Weil Computerspiele sind ja relativ komplex, haben ja ganz viele Aspekte. Haben Sie eine Idee, was Ihnen daran so besonders Spaß macht? Am angenehmsten, eine Herausforderung, was auch immer?

Kl36: (lange Pause) Weiß ich so gar nicht.

Th37: Es gibt ja viele Aspekte: Es ist eine Herausforderung, Sie müssen sich konzentrieren, Sie müssen Probleme lösen, Sie müssen Aufgabenstellungen lösen, Sie müssen schnell reagieren, sie müssen flexibel sein. Man kann ja mal gucken, wie ist das für mich? Wie sind diese Komponenten des Spiels? Was reizt Sie eigentlich an dem Spiel?

Kl37: (lange Pause) Hmmm ... joa ... das ist halt ... ich merke, wenn ich dann ... halt davor sitze ... dann so ein Spiel, das kann ich ja selber machen.

Th38: Das heißt, Sie können das eigentlich selbst bestimmen. Es gibt keinen, der Ihnen reinredet und der Ihnen sagt, was Sie tun müssen. Sie können das ganz alleine machen. Ist das etwas, wo Sie das Gefühl haben, das ist gut, das ist angenehm?

Kl38: Nein, mich haben ja Computerspiele schon lange interessiert.

Th39: Aber diesen Aspekt, den würde ich gerne nochmal vertiefen: Es ist keiner da, der Ihnen Vorschriften macht.

Kl39: Joa ... das ist schon ...

Th40: Das ist schon was.

Kl40: Joa

Th41: Geht es Ihnen denn genauso, dass sie denken, wenn einer da ist, der Ihnen Vorschriften macht, das nervt Sie?

Kl41: Naja ...

Th42: Oder nehmen Sie ein anderes Beispiel: Sie haben eine zündende Idee. Wie geht es Ihnen damit, wenn Ihnen jemand sagt, was Sie tun sollen?

Kl42: Dann geht es mir ... joa ... dann sagt der andere das halt.

Th43: Das ist Ihnen dann egal?

Kl43: Naja ... ich habe da jetzt nur meine Eltern als Beispiel. Die kümmern sich ja soweit, die bezahlen die Ausbildung ja auch.

Th44: Ja, das ist ja auch angenehm, das sollten Sie auch tun, aber es muss ja nicht heißen, dass alles, was Ihnen Ihre Eltern sagen, Ihnen auch angenehm ist. Man kann auch sagen, ok, mein Vater bezahlt meine Ausbildung, das ist in Ordnung, aber ansonsten soll er sich verdammt nochmal raushalten aus meinem Leben.

Kl44: Joa, ich denke schon, dass das irgendwie so ist, ich meine, ich bin ja für mich ...

Th45: Der hält sich auch genügend raus?

Kl45: Ja gut ... naja ... naja, wenn er sagt: Mach das und das, aber gut ... ich weiß ja auch nicht, was ich will ...

Th46: Das heißt, es ist für Sie auch noch schwer: Einerseits denken Sie, es könnte ja auch ein ganz guter Hinweis sein, aber die andere Seite heißt auch, eigentlich wollen Sie gar nicht, dass das jemand bestimmt. Und wenn Sie das Gefühl haben, Sie wollen eigentlich gar nicht, dass er sich einmischt, sagen Sie ihm das auch, oder denken Sie, komm, lass den machen?

Kl46: Kann er ja ruhig machen, es war ja bisher auch immer ... gut.

Th47: Das heißt, Sie hatten bisher auch keine Tendenz ihm zu sagen, dass Sie das nicht möchten, halt die Klappe und halt dich raus.

Kl47: Nein ... ich meine, war ja so auch ... noch nie ein Thema.

Th48: War nie Thema. Aber eigentlich, bitte korrigieren Sie mich, haben Sie damit auch immer der Einstellung Ihres Vaters entsprochen?

Kl48: Joa ...

Th49: Wollen Sie das auch weiterhin so? Das ist ja entscheidend. Wenn Sie sagen, Sie möchten das auch, ist das ok. Ich würde das aber gerne mal mit Ihnen überlegen, ob Sie das in Zukunft auch so weitermachen möchten.

Kl49: Naja, so an sich, bin ich ja ganz für mich ...

Th50: Eigentlich schaffen Sie es ganz gut, so eine innerliche Härte zu haben, das tropft an mir ab, lass ihn machen, ich wehr mich nicht ... das tropft einfach an Ihnen ab.

Kl50: Ja.

Th51: Hm.

Kl51: Er bezahlt mir ... (Pause) Meine Eltern, er hauptsächlich, bezahlen ja die Ausbildung, aber sonst bin ich ja für mich und kann ja für mich machen.

Th52: Hm. Und das ist eigentlich auch für Sie so in Ordnung.

Kl52: Ich sehe ja jetzt nicht ganz, ob das mit meinem Problem zu tun hat.

Th53: Ehrlich gesagt weiß ich auch nicht, ob das mit Ihrem Problem zu tun hat, aber ich finde, es könnte. Und wenn es das könnte, dann wäre es ganz gut, dann nochmal hinzugucken, weil korrigieren Sie mich, wenn es nicht stimmt, aber ich habe den Eindruck, dass Sie eigentlich so eine Lösung für sich gefunden haben. Sie sagen ok, eigentlich finde ich es blöd, dass der Alte sich einmischt, eigentlich will ich das nicht, aber abgrenzen tu ich mich auch nicht, aber eigentlich tu ich immer weniger, gar nix ... und eigentlich sagen Sie, mein Problem ist: Ich tu eigentlich immer weniger ... gar nix.

Kl53: Ja, fällt mir ja schwer.

Th54: Und wenn Sie dann sagen: Eigentlich tu ich immer weniger oder gar nix, ist das möglicherweise doch etwas, was zu ihrem Problem beitragen könnte ...

Kl54: Es könnte sein.

2.6.2.2 Kommentar

In der Interaktion mit dem Klienten erkennt man einige Eigenheiten der Interaktion, die für schizoide Klienten recht typisch sind:

- Der Klient redet recht „schleppend", langsam, mit vielen Pausen.
- Der Therapeut muss das Gespräch stark steuern, „es am Laufen halten", er muss in hohem Maße die Initiative übernehmen.
- Dem Klienten sind sehr viele Dinge noch sehr unklar.
- Der Klient hat sich mit vielen Lösungen einigermaßen „eingerichtet", ist aber mit seinen Lösungen nicht zufrieden; er traut sich aber noch nicht, diese Lösungen in Frage zu stellen.
- Der Klient hat große Probleme mit einer internalen Perspektive.
- Daher muss der Therapeut ein hohes Ausmaß an „Markern" setzen: Er stellt vertiefende Fragen, um dem Klienten zu zeigen, worum es inhaltlich gehen kann und gehen sollte; er *trainiert* den Klienten Schritt für Schritt auf eine internale Perspektive; damit stellt er aber vertiefende Fragen in dem Bewusstsein, *dass der Klient sie im Augenblick noch gar nicht beantworten kann*!
- Der Therapeut kann oft wichtige Spuren aufmachen, um dem Klienten deutlich zu machen, *dass* es wichtige Spuren sind: Er kann sie aber noch nicht lange verfolgen, denn das würde den Klienten schnell überfordern. Daher wechselt der Therapeut häufiger das Thema und bleibt weniger lange bei einer Spur, als er das bei anderen Klienten täte.
- Der Therapeut expliziert relativ viel, d. h. er macht inhaltliche Aspekte, die der Klient meint, die er jedoch nicht sprachlich ausdrückt, stellvertretend für den Klienten deutlich: Dies ist bei Klienten mit großen Schwierigkeiten in der Internalisierung wichtig.

Kl1: Ein Klient wird mit hoher Wahrscheinlichkeit irgendwann irgendeine „Spur" aufmachen, die ein Therapeut verfolgen kann – und das sollte der Therapeut dann auch tun. Die „Spur an sich" ist weniger bedeutsam, sie darf durchaus „peripher" sein: Es ist aber wichtig, dass der Klient versucht, sie zu verfolgen und sie zu vertiefen.

Th2: Der Therapeut bleibt bei der Spur, ist aber im Hinblick auf Vertiefungen noch recht vorsichtig: Therapeuten tun gut daran, sich bei schizoiden Klienten langsam „vorzutasten", um so an „die Kante des Möglichen" zu gelangen.

Kl2: Es wird deutlich, dass der Klient gar nicht ohne Weiteres auf relevante Inhaltsaspekte „anspringt": Daher wird auch deutlich, dass der Therapeut stark steuern muss.

Th3: Der Therapeut macht das Thema „Alienation" auf: Ein ohne Zweifel bei diesem Klienten hoch relevantes Thema.

Kl3: Der Klient macht – zögerlich – klar, dass das Thema auch wirklich relevant ist.

Th4: Der Therapeut will eine kritische Auseinandersetzung mit den vom Klienten *übernommenen* Standards anregen: Dazu ist zunächst eine Auseinandersetzung mit diesen Standards hilfreich.

Kl4: Der Klient steigt (noch nicht) darauf ein: Die Kante des Möglichen ist hier erreicht.
Th6: Der Therapeut macht aber deutlich, dass der Klient zumindest Zweifel hat.
Kl6: Und das bestätigt der Klient.
Th7: Der Therapeut möchte auf die emotionalen Erfahrungen des Klienten eingehen.
Kl7: Auf diese Spur steigt der Klient ein.

In dieser Phase der Therapie ist es wichtig, überhaupt Themen und Spuren salient zu machen. Es ist noch *nicht* entscheidend, sie lange zu verfolgen oder sie stark zu vertiefen. Es ist aber wichtig, Schritt für Schritt therapeutische Ansatzpunkte herauszuarbeiten.

Th8: Der Therapeut versucht, emotionale Einschätzungen zu klären.
Kl8: Auch darauf „steigt der Klient nicht ein".
Th9: Daraufhin steuert der Therapeut noch einmal gegen und versucht, den Klienten am Thema und an der Spur zu halten.
Kl9: Der Klient geht darauf aber nicht ein.
Th10: Der Therapeut macht deutlich, warum er diese Fragen stellt und warum er hartnäckig ist: Solche Erläuterungen sind sinnvoll, um Compliance zu erzeugen.
Kl10f.: Darauf reagiert der Klient auch.
Th13f.: Der Therapeut versucht, da der Klient kooperativ war, das Thema noch einmal zu vertiefen.
Kl14: Der Klient vertieft jedoch nicht.
Th15f.: Der Therapeut macht deutlich, dass der Klient Ressourcen hat: Dadurch kann unter Umständen die emotionale Belastung des Klienten durch das Thema gesenkt werden.
Th16f.: Der Therapeut verbindet stark die Ressourcen-Aktivierung mit dem Thema „emotionale Vernachlässigung".
Th18: Der Therapeut versucht noch einmal eine Vertiefung.
Kl18: Der Klient bleibt bei einem Problemthema, vermeidet aber das Eltern-Thema.
Th19: Der Therapeut steigt hier auf das neue Thema des Klienten ein: Das ist ok, da der Therapeut erkennt, dass „die Kante des Möglichen" erreicht ist.
Th20: Der Therapeut bringt ein zentrales Schema des Klienten „auf den Punkt": Dies ist eine Explizierung.
Kl20: Die vom Klienten akzeptiert wird, allerdings noch nicht als „Schema", sondern als „Realität" – aber immerhin!
Th21f.: Der Therapeut versucht, dieses Thema noch weiter zu verdeutlichen, salient zu machen, damit man es im Therapieprozess nicht mehr so leicht verlieren kann.
Kl23: Der Klient macht deutlich, dass „Alleinsein" *auch* ein Problem ist: Damit ist dieser Aspekt zumindest nicht ich-synton und kann als Problem thematisiert werden.

Th24: Und das versucht der Therapeut auch sofort.

Kl24: Der Klient realisiert jedoch die Kategorie „Fragen beantworten, die man nicht gestellt hat"; er bleibt zwar bei *einem* Problem-Thema, jedoch nicht bei dem vorher angesprochenen Thema!

Th25: Der Therapeut macht mit, da er an der Kante des Möglichen ist, und geht entlastenderweise wieder auf Ressourcen-Aspekte: Das entspricht den Regeln zum Umgang mit Vermeidung.

Kl27: Der Klient kommt aber nochmal auf Problemaspekte zurück: Das ist ein gutes Zeichen. Der Klient möchte durchaus an Problemen arbeiten.

Th28: Und dieses Angebot nimmt der Therapeut dann auch an.

Th30: Der Therapeut versucht nun, das Thema „mangelnder Antrieb" zu klären: Aber auch das wird sich in der augenblicklichen Therapiephase wahrscheinlich noch nicht sehr weit klären lassen – was den Therapeuten aber auf keinen Fall von einem entsprechenden Versuch abhalten sollte!

Th32: Und hier macht der Therapeut wieder das Alienationsthema auf.

Und das illustriert ein wichtiges therapeutisches Prinzip in dieser Phase: Der Therapeut speichert, welche Themen relevant sind; und immer dann, wenn eine Spur zu einem dieser Themen vorkommt (wenn der Klient ein entsprechendes „Silber-Tablett" vorbeischickt!), greift der Therapeut diese Spur wieder auf!

Kl33: Der Klient steigt aber auch diesmal (noch) nicht auf das Thema ein.

Th34: Was den Therapeuten veranlasst, wieder kurz zu didaktisieren: Er macht wieder deutlich, warum er solche Fragen (hartnäckig) stellt.

Th35f.: Der Therapeut versucht eine Zeit lang, das Alienationsthema zu verfolgen, um dem Klienten auch klar zu machen, dass es wichtig ist.

Th37: Und was deutlich wird, ist die Bedeutung von Autonomie: Das war in dieser Form bisher noch nicht so deutlich, es ist daher ein Erkenntnisfortschritt!

Der Therapeut sollte hier allerdings beachten, dass (starke) Vermeidungstendenzen des Klienten dazu führen können, dass der Klient die gewonnenen Erkenntnisse wieder „vergessen" kann!

Kl42: Der Klient bleibt eine Zeit lang bei dem Thema, verlässt dieses aber dann, wie nicht anders zu erwarten, auch relativ schnell wieder.

Th43: Der Therapeut versucht gegenzusteuern.

Th45: Der Therapeut will dem Klienten deutlich machen, dass er auch mit darüber nachdenken *könnte*, sich zu wehren.

Kl45: Der Klient zieht das aber noch nicht in Erwägung.

Th52: Der Therapeut erläutert hier noch einmal auf Meta-Ebene, warum er so vorgeht. Alle Aspekte, die man in der Therapie beachtet und bearbeitet, können mit zentralen Problemen des Klienten zu tun haben.

3 Die passiv-aggressive Persönlichkeitsstörung

3.1 Beschreibung der Störung

Die passiv-aggressive Persönlichkeitsstörung (PAS) weist zwei wesentliche Aspekte auf:

1. Das „passive Sabotieren“: Die Personen sind vordergründig (pseudo-)compliant, sabotieren aber hinterrücks Aktivitäten.
2. Den „Negativismus“: Die Personen haben eine pessimistische, kritische Grundhaltung zu sich, anderen Personen, „der Welt“.

Diese beiden Komponenten der Störung treten oft gemeinsam auf; unserer Erfahrung nach kann eine Person aber auch überwiegend passiv-aggressiv und nur wenig negativistisch sein und umgekehrt: Beide Komponenten sind offenbar oft nicht gleich stark ausgeprägt. Einige Autoren argumentieren, dass der „negativistische“ Anteil an der Störung nicht als integraler Bestandteil der PAS aufgefasst werden sollte (Hopwood & Wright, 2012). Unserer Erfahrung nach sind beide Komponenten jedoch Teile der gleichen Störung und sollten gemeinsam behandelt werden.

Der „passiv-aggressive Anteil“ der PAS ist vor allem durch „Sabotage“ gekennzeichnet:

- Die Personen sind auf der „offiziellen“ Ebene (scheinbar) *compliant*: Sie sagen zu, Dinge zu erledigen oder behaupten, dass man sich voll auf sie verlassen könne.
- Dann sabotieren sie die Aktion jedoch *verdeckt*; sie führen angekündigte Handlungen einfach nicht aus, verzögern die Erledigung, „verlegen Akten“ etc.
- Und übernehmen dann für die Sabotage *keine Verantwortung*: Sie „haben die Aktion leider vergessen“, sie haben sich den Fuß verstaucht und konnten die zugesagte Aufgabe leider nicht erledigen, sie wurden leider von XY aufgehalten oder behindert etc.

> Dieser Aspekt der vordergründigen (Pseudo-)Compliance bei verdeckter Sabotage mit anschließender Abgabe von Verantwortung *ist der Kern des passiv-aggressiven Handelns*: Die Person verhält sich „verdeckt aggressiv“, indirekt asozial, kann dafür aber nur schwer verantwortlich gemacht werden.

Die Person kann dabei charmant, nett, freundlich und völlig vertrauenserweckend erscheinen: Sie macht dann das *Image* „ich bin eine verlässliche Person“ sehr überzeugend auf! Und durch systematische Täuschungsmanöver kann sie dieses Image auch eine ganze Zeit lang aufrechterhalten. Allerdings fällt es (früher oder später) fast immer auf: Es wird deutlich, dass Aufgaben nicht erledigt, Versprechen nicht eingehalten wurden etc.

Es ist leicht verständlich, dass Interaktionspartner ein solches Handeln nicht zu schätzen wissen. Sie bemerken schnell,
- dass man sich auf die Person nicht verlassen kann;
- dass man der Person nicht vertrauen kann;
- dass man ihr ihre Zusagen nicht glauben kann;
- dass man ihre Ausreden als solche erkennen kann.

Mit einem solchen Handeln macht man sich bei Interaktionspartnern (IP) schnell und effektiv unbeliebt; spielt man das Spiel gut, kann man IP eine Zeit lang täuschen; doch früher oder später fällt das Muster des passiv-aggressiven Handelns auf: Und dann hat man seinen Beziehungskredit verspielt!

Die Personen sind extrem empfindlich, was die Verletzung ihrer Grenzen oder was die Einschränkung ihrer Autonomie angeht.

Die Personen werden leicht und *schnell reaktant*, wenn sie den Eindruck haben, dass andere ihre Grenzen überschreiten oder ihre Autonomie einschränken: Personen gegenüber, die sie als potenziell gefährlich einschätzen, werden sie dann „passiv" aggressiv, indem sie nicht offen, sondern „hintenrum" sabotieren; Personen gegenüber, die sie als gleichrangig und ungefährlich einstufen, *können sie aber auch offen aggressiv reagieren.*

Autoritäten empfinden sie als potenziell gefährlich: Diese können kontrollieren, einschränken und Grenzen überschreiten. Damit haben die Personen meist Probleme mit anderen, die sie als Autoritäten einschätzen. „Autoritäten" werden dann u. U. prinzipiell negativ gesehen, ohne weitere Begründungen kritisiert, es werden ihnen negative Intentionen unterstellt etc. Die betroffenen Personen können dann das Problem oft auch nicht klären, selbst durch Moderation den Konflikt nicht beseitigen (da er gar nicht „faktisch" existiert!). Durch ihre Sabotage-Strategien bringen sie oft Arbeitskollegen, Chefs, aber auch Partner und Freunde gegen sich auf. Sie erzeugen durch ihr Verhalten hohe interaktionelle Kosten.

In ihrer Biografie haben die Klienten auch konsistent die Erfahrung gemacht, dass ihre Grenzen nicht respektiert wurden oder dass sie kontrolliert wurden: Mutter hat ihr Zimmer aufgeräumt, ihre Sachen ohne Erlaubnis weggeworfen, ihr Tagebuch gelesen etc. Und alles, was Mutter gefunden hat, wurde sofort gegen das Kind verwendet: Das Kind hält sich nicht an Regeln, raucht, masturbiert, hat unmoralische Phantasien usw. Deshalb muss es von nun an noch stärker kontrolliert und überwacht werden.

Der negativistische Aspekt macht sich in einer allgemein negativen Weltsicht bemerkbar: Die Personen fühlen sich von klein auf benachteiligt, ungerecht behandelt, behindert, abgewertet, falsch eingeschätzt. Sie haben den Eindruck, dass sie selbst wenig tun und bewirken können (ihre Selbst-Effizienz-Erwartung ist gering); die Welt ist schwierig, man muss sich „durchkämpfen", wird schlecht behandelt; andere werden bevorzugt, bekommen alles, was einem selbst zusteht.

Die Personen werden pessimistisch, unzufrieden, manchmal im Alter verbittert. Die Person ist daher dauer-unzufrieden, hat aber nicht den Eindruck, dagegen effektiv etwas tun zu können: Daher neigt sie dazu zu jammern und zu klagen, sich über „das Leben", andere Personen etc. zu beklagen (dabei ist sie *nicht* histrionisch!!); sie nörgelt an allen und jedem herum.

Ein solches Verhalten ist aber stark „interaktionstoxisch" (Sachse & Sachse, 2006): Die Personen machen sich damit hochgradig unbeliebt, gehen anderen schnell auf die Nerven und werden massiv gemieden. Und wiederum mündet dies in eine selbsterfüllende Prophezeiung: Das erwartete Ereignis wird von den Personen höchst aktiv selbst hergestellt!

Die Frage ist spannend, wie die beiden Aspekte, das passiv-aggressive Sabotieren und die negativistische Sicht psychologisch verbunden sind. Dieser Aspekt ist nicht völlig klar, wir möchten jedoch hier eine Hypothese formulieren.

Die Personen, die passiv sabotieren, wissen natürlich, was sie tun: Und sie wissen, dass sie andere damit behindern; ihnen muss klar sein, dass ihr Handeln sozial nicht in Ordnung ist, wenn sie nicht komorbide soziophobisch sind, muss diese Erkenntnis eine massive Dissonanz in ihnen auslösen und damit auch eine starke Tendenz zur Dissonanz-Reduktion.

Eine sinnvolle Strategie zur Dissonanz-Reduktion ist eine Rechtfertigungskonstruktion: Sie sabotieren ja nur, weil ihnen gar nichts anderes übrig bleibt. Sie sind ja schon immer in ihrer Biografie schlecht behandelt worden und konnten sich noch nie wehren; sie wurden also systematisch benachteiligt, ausgetrickst, behindert etc. Daher steht ihnen nun eine solche Strategie auch zu! Ja, solche Strategien sind zu einer Überlebensnotwendigkeit geworden und daher völlig gerechtfertigt.

Eine solche Idee bildet dann die Keimzelle negativistischen Denkens: Ich wurde benachteiligt, systematisch behindert, ungerecht behandelt und natürlich sind immer die anderen Schuld, ich selbst mache doch nichts und kann für gar nichts was!

Klienten mit PAS reagieren „hoch allergisch" auf jede tatsächliche oder vermeintliche Grenzüberschreitung: Stellt eine Person eine (harmlose) Frage, die der Person jedoch zu weit geht, kann sie (massiv) ungehalten reagieren. Die Person muss nur den Eindruck haben, dass die Frage den Interaktionspartner „nichts angeht", schon wird automatisch Reaktanz aktiviert.

Personen mit PAS halten Interaktionspartner auf Distanz: Diese Distanz ist ein „Sicherheitsabstand", denn dann kann der Interaktionspartner die Grenzen nicht überschreiten. Die passiv-aggressive Persönlichkeitsstörung (PAS) ist daher eine *Distanz-Störung*: Personen mit dieser Störung oder diesem Stil sind anderen Personen gegenüber eher misstrauisch und distanziert; es dauert länger, bis sie anderen so weit vertrauen, dass sie sie „an sich heranlassen".

> Der Kern der Störung ist eine *Grenzproblematik*: Die Person befürchtet, dass andere ihre Grenzen überschreiten und in ihrem Territorium Schaden anrichten könnten. Diese Schemata der Art „andere verletzen meine Grenzen" gehen meist auf entsprechende Erfahrungen in der Biografie zurück: Wichtige Bezugspersonen haben sich grenzüberschreitend verhalten: Zimmer kontrolliert, Tagebücher gelesen, Dinge ohne Erlaubnis weggeworfen u.a.

Hätten die Personen allerdings nur das Schema „andere überschreiten meine Grenzen“, dann könnten sie ihre Grenzen durchaus offen und direkt schützen, das tun sie aber nicht. Und dass sie es nicht tun, geht auf ein Schema der Art zurück: „Wenn ich meine Grenzen offen verteidige, dann wird alles schlimmer, dann verstärkt der Eindringling seine Aktionen und verschärft seine Kontrollen.“ Daher kommt eine offene oder „offen aggressive“ Verteidigung nicht in Frage: Vielmehr wird die Verteidigung indirekt, intransparent und damit stark manipulativ.

Dabei kommen dann zwei Faktoren zusammen:
1. Aufgrund ihrer Schemata sind Personen mit PAS extrem sensibel und „hyperallergisch“ auf alle Handlungen, die sie als „grenzüberschreitend“ interpretieren können: Dies kann eine Frage sein, von der die Person meint, „das geht den Fragenden nichts an“, das kann die Anweisung eines Chefs sein, von der die Person meint, „das steht dem Chef nicht zu“ u.ä.
2. Aufgrund des Schemas „wenn ich mich wehre, wird alles schlimmer“, kann sich die Person aber nicht offen abgrenzen, sondern muss sich so „verteidigen“, dass sie für diese Aktion nicht verantwortlich gemacht werden kann. Also realisiert sie *zwei* Aktionen:
   - Unmittelbar sagt sie auf die Anweisung des Chefs z.B.: „Ja Chef, ist ok, bis morgen haben Sie die Akte auf dem Tisch.“
   - Und am Morgen sagt sie dann z.B.: „Tut mir leid Chef, ich war gerade dabei, die Akte fertigzumachen, da rief meine Frau an und, was soll ich Ihnen sagen, sie ist von der Leiter gefallen! Daher konnte ich den Vorgang leider nicht fertigmachen.“

Diese *„indirekte“ und intransparente Sabotage* führt schnell zu interaktionellen Problemen, denn nach einigen solcher Aktionen werden die Personen mit PAS von Interaktionspartnern eingeschätzt als
- unzuverlässig,
- unsolidarisch,
- nicht vertrauenswürdig oder sogar als
- hinterhältig,
- sabotierend o.ä.

Die Klienten neigen in extrem hohen Maße dazu, *Verantwortung abzugeben*: Sie glauben, dass wenn sie verantwortlich gemacht werden können, massive Abwertungen und Bestrafungen drohen. Diese Tendenz zur Verantwortungsabgabe ist sehr durchgängig und sie hat schwerwiegende Konsequenzen. Die Person neigt dazu,
- sich so gut wie nie als Verursacher zu sehen;
- extern zu attribuieren und alle und jeden verantwortlich zu machen.

Was immer passiert und schiefgeht: Immer waren es „die anderen“, die „nicht aufgepasst haben“, „verantwortungslos sind“, „denen man nicht trauen kann“ etc.

Durch ein solches Handeln reflektieren die PAS *systematisch nicht über ihre Fehler* und nehmen auch kein negatives Feedback an: Und damit schneiden sie sich systematisch von wesentlichen Lernerfahrungen ab: Sie können praktisch nicht mehr aus eigenen Fehlern lernen. Dies kann die Expertise-Entwicklung einer Person massiv behindern: Denn das Lernen aus Fehlern und die Verarbeitung von Feedback sind für die Entwicklung einer Expertise (vor allem einer Praxis-Expertise) von entscheidender Bedeutung (Ericsson, 1996, 2002, 2006a, 2006b; Ericsson et al., 2006; Feltovich et al., 2006; Sachse, 2009).

Eine Strategie der externalen Attribution „wirkt zwar exkulpierend“: Man kann „alle Schuld von sich weisen“, aber man tut dies mit den Kosten, auch alle Korrekturmöglichkeiten eigenen Handelns von sich zu weisen!

Was ihre Aggressivität betrifft, so gibt es eine wesentliche *Moderator-Variable*, die bestimmt, ob eine Person mit PAS verdeckt oder offen aggressiv handelt: Die Einschätzung der Gefährlichkeit des Interaktionspartners.

Wird ein nervender Interaktionspartner als gefährlich eingeschätzt, als mächtig, als eine Person mit hoher Autorität, die abwerten und bestrafen kann, dann reagiert der PAS *nicht* offen aggressiv, sondern verdeckt: „passiv-aggressiv“!

Wird der nervige Interaktionspartner jedoch als ungefährlich, harmlos etc. eingeschätzt, *dann kann der PAS sehr wohl sehr offen und sehr heftig aggressiv reagieren!*

Es ist daher ein Irrtum zu glauben, PAS seien nie offen oder heftig aggressiv: Das sind sie sehr wohl! Und gerade Therapeuten können diese Erfahrung sehr schnell machen!

Klienten mit passiv-aggressiver Persönlichkeitsstörung (PAS) wirken in der Therapie oft von Anfang an schwierig: Sie geben wenig Informationen preis, wirken eher mürrisch, unzufrieden und „ungnädig“. Sie machen manchmal den Eindruck, als „wolle der Therapeut ihnen etwas“, oder als „müssten sie etwas für den Therapeuten tun“ (was sie aber nicht wollen). Therapeuten können damit leicht in eine Rechtfertigungsposition gebracht werden.

Die PAS reagieren oft auf Fragen oder Erläuterungen von Therapeuten schroff und abweisend. Es wird sehr schnell deutlich, dass sie dem Therapeuten eher misstrauen, ihn nicht „in die Karten gucken lassen“ wollen, Fragen schnell als Zumutungen empfinden und den Eindruck machen, die Therapie sei ihnen „lästig“.

Sie neigen stark dazu, andere für ihre Probleme verantwortlich zu machen und das Spiel „Opfer der Umstände und anderer Personen“ zu spielen: Sie werden beeinträchtigt, ungerecht behandelt, gemobbt u. a., können aber selbst nichts dafür und können sich das Verhalten der anderen auch nicht erklären.

Sie sind auch in der Therapie hochgradig Reaktanz-empfindlich: Sie haben oft den Eindruck, dass schon harmlos erscheinende Fragen ihre Grenzen überschreiten und reagieren deshalb auf solche unwirsch oder sogar aggressiv. Der Therapeut bekommt nur schwer und langsam Beziehungskredit und kann die Klienten ganz lange nicht konfrontieren. Die Bearbeitung von Inhalten gleicht oft dem Gang durch ein Minenfeld: Man kann als Therapeut leicht, ohne es zu wollen, „heikle“ Inhalte berühren, woraufhin der Klient mehr oder weniger „sauer“ reagiert. Es ist schwierig, die Perspektive zu internalisieren und den Klienten dazu zu veranlassen, seine Aufmerksamkeit auf eigene Problemanteile zu lenken. Es dauert sehr lange, bis sich Klienten auf internalisierende Fragen einlassen und das bedeutet auch, dass sich relevante Schemata nur langsam, Stück für Stück, klären lassen.

3.2 Weitere Charakteristika

3.2.1 Empirische Ergebnisse

Charakteristika der passiv-aggressiven Persönlichkeitsstörung (PAS) werden beschrieben von Benjamin (1993), Costa & Widiger (1993), Mahrer (1983), McCann (2009), Millon (1993, 2011), Millon & Radanov (1995), Millon, Weiss, Millon & Davis (1994), Stone (1993) sowie Wetzler & Morey (1999). Empirische Studien zu den DSM-IV-Kriterien zeigen, dass diese Kriterien sich als weitgehend valide erweisen (Fossati et al., 2000; Hopwood et al., 2009; Rotenstein et al., 2007).

Personen mit PAS weisen ein hohes Ausmaß an Autoritätskonflikten auf (Vereycken et al., 2002) sowie ein hohes Ausmaß an Alexithymie (Nicolò et al., 2011) und eine erhöhte Komorbidität mit Depression (Yanes et al., 2010).

Millon (1996, 2011) gibt weitere Charakteristika der PAS an:

- Ansprüche oder Anforderungen lösen schnell massive Reaktanz aus;
- diese zeigt sich vorrangig in passivem Widerstand;
- dieses Verhalten kann sich in unterschiedlichen Handlungen manifestieren und kann durch eine Vielzahl von Situationen ausgelöst werden;
- die Personen beklagen sich darüber, von Autoritäten abgewertet, falsch beurteilt, schlecht behandelt zu werden;
- die Person versucht in hohem Maße, ein kontrolliert-werden zu vermeiden;
- die Personen halten Distanz, sind eher misstrauisch und gehen wenige Bindungen ein;
- sie weisen eine geringe Frustrationstoleranz auf: sie sind schnell entmutigt, enttäuscht und neigen dazu, schnell aggressiv zu werden;
- sie sind (stark) neidisch auf erfolgreichere Personen und stark missgünstig;
- sie haben oft den Eindruck, andere „verlangen zu viel", „erwarten zu viel" und das macht sie wütend;
- sie neigen dazu, andere, von denen sie abhängig sind oder die mächtiger sind, abzuwerten oder zu kritisieren;
- sie unternehmen Handlungen, um andere zu täuschen, zu verwirren oder ins Unrecht zu setzen;
- sie lassen andere „in Fallen laufen";
- sie versuchen, selbst unberechenbar und undurchschaubar zu sein;
- sie zeigen starke Tendenz zum Nörgeln, zu Zynismus, zu Skepsis;
- loben andere nur sehr wenig;
- sie haben immer ein „aber";
- Klienten weisen oft negative Gefühle auf;
- Klienten können sich nur schwer selbst in einen positiven Gefühlszustand versetzen;
- sie fühlen sich von anderen häufig missverstanden, schlecht behandelt;
- ihre Zukunftssicht ist pessimistisch;
- sie haben ständig den Eindruck, sich verteidigen und rechtfertigen zu müssen.

3.2.2 Prävalenz und Komorbidität

Die Prävalenz der PAS in der Bevölkerung wird von Black et al (1992) auf 10,5 % geschätzt. Andere Untersuchungen kommen hingegen auf 1 % (Lenzenweger et al., 1997; Samuels et al., 1994).

Häufige Komorbiditäten mit PAS sind PAR, SU, generalisierte Angststörung, somatoforme Störungen (Millon, 2011).

3.2.3 Diagnostik

Im DSM-5 wird die PAS nicht als eigenständige Persönlichkeitsstörung aufgeführt. Daher werden hier die diagnostischen Kriterien nach DSM-III-R genannt.

Die Person
- führt Verzögerungsmanöver durch;
- wird ungehalten, wenn sie etwas tun soll, was sie nicht möchte;
- sabotiert die Arbeit;
- beschwert sich, dass andere sinnlose Forderungen stellen;
- behauptet, Verpflichtungen „vergessen" zu haben;
- glaubt besser zu sein, als andere glauben;
- nimmt nützliche Vorschläge übel;
- behindert durch Sabotage die Bemühungen anderer;
- reagiert negativ auf Autoritätspersonen.

3.3 Störungstheorie

Wir wollen hier ein psychologisches Funktionsmodell für die passiv-aggressive Störung anhand des Modells der Doppelten Handlungsregulation entwickeln.

3.3.1 Zentrale Beziehungsmotive

Das zentrale Motiv der passiv-aggressiven Persönlichkeitsstörung ist die *Unverletzlichkeit der eigenen Grenzen.*

Biografisch weisen die Klienten massive Grenzverletzungserfahrungen auf: Mutter liest die Tagebücher und Briefe und wertet daraufhin die Tochter ab; Vater kontrolliert das Zimmer und wertet den Sohn wegen der gefundenen Sexmagazine ab. Eine Klientin erzählte mir (R.S.) einmal folgende Geschichte: Als sie ihren ersten Schultag hatte und stolz nach Hause kam, fand sie in ihrem Zimmer ihre Kuscheltiere nicht mehr. Daraufhin fragte sie ihre Mutter, wo denn ihre Kuscheltiere seien. Die Mutter erwiderte, sie habe beschlossen, die Tochter sei nun zu alt für Kuscheltiere und sie habe deshalb sämtliche Tiere weggeworfen. Das Mädchen ist daraufhin völlig entsetzt zur Mülltonne gelaufen, um die Tiere noch zu retten, aber der Müll war schon abgeholt worden. Die Klientin beschrieb dieses Erlebnis als hoch traumatisierend: als massive Grenzverletzung, als massive Ignorierung ihrer Person, als massiven Eingriff und Verletzung. Allerdings war dieses Erlebnis nur ein einzelnes in einer ganzen Serie von Grenzverletzungen.

Dies gilt für eine ganze Reihe von Klienten mit passiv-aggressiver Persönlichkeitsstörung. Sie erleben eine ganze *Serie* solcher Erfahrungen:

- Erwachsene überschreiten ihre Grenzen
- und richten mit der erhaltenen Information Schaden an: Sie werten die Person ab, verletzen sie, blamieren sie, u. a.

> Daher ist das Motiv „Unverletzlichkeit der eigenen Grenzen" ganz zentral hoch in der Motiv-Hierarchie: Die eigenen Grenzen müssen unbedingt gewahrt und geschützt werden.

Ein weiteres zentrales Motiv ist *Autonomie*: In der Regel waren in der Biografie Grenzverletzungen mit Einschränkungen der Autonomie verbunden: mit Kontrolle, Überwachung, Bevormundung, Verboten und Einschränkungen. Daraus resultiert ein starkes Bedürfnis, heute vollständig selbst über das eigene Leben entscheiden zu können und sich nicht einschränken und nicht kontrollieren zu lassen: Ein Bedürfnis, die eigene Autonomie zu wahren.

Das dritte zentrale Motiv ist *Anerkennung*: Grenzüberschreitungen sind häufig mit Abwertungen verbunden, mit dem Signal: „Du bist nicht ok." Daraus resultiert ein starkes Bedürfnis, als Person anerkannt und respektiert zu werden. Denn die Grenzverletzer haben in der Biografie alle Informationen, die sie „widerrechtlich" im Territorium der Person gewonnen haben, *gegen* die Person verwendet: „In Deinem Tagebuch steht, Du triffst Dich mit X. Gegen mein Verbot!" „Du hast Sexmagazine im Schrank. Du bist ein Schwein!" usw.

3.3.2 Dysfunktionale Schemata

Bei Klienten mit PAS spielen Beziehungsschemata eine zentralere Rolle als Selbst-Schemata.

3.3.2.1 Selbst-Schemata

Zentral wichtige Überzeugungen der Klienten beziehen sich auf Annahmen, ihre Grenzen nicht schützen zu können:

- „Ich kann meine Grenzen nicht schützen."
- „Ich kann mein Territorium nicht (angemessen) verteidigen."
- „Wenn ich mich offen wehre, wird alles schlimmer."
- „Ich kann mich nicht angemessen verteidigen."

Diese Schemata sind zentral dafür verantwortlich, dass Klienten nur dann offen aggressiv sind, wenn sie sich durch einen Interaktionspartner *nicht* bedroht fühlen.

Die Klienten mit passiv-aggressiver Störung weisen in der Regel ein defizitäres Selbstkonzept auf mit vielen Selbstzweifeln, z. B.:
- Schaffe ich meine Arbeit?
- Bin ich gut genug?
- Bin ich ok? usw.

Selbstzweifel führen oft zu Grübeleien, Konzentrationsstörungen, Arbeitsstörungen, Leistungsverminderungen. Diese Probleme sind oft Gründe der Klienten, in Therapie zu kommen.

3.3.2.2 Beziehungsschemata

Ein zentrales Beziehungsschema, das sich aufgrund der biografischen Erfahrungen bildet, ist das Schema:
- Andere respektieren meine Grenzen nicht.
- Andere werden meine Grenzen überschreiten.
- Andere achten nicht von sich aus auf meine Grenzen.

Aufgrund entsprechender biografischer Erfahrungen gibt es noch Schemata wie:
- „Wenn andere meine Grenzen verletzen, richten sie auf meinem Territorium Schaden an."
- „Grenzverletzungen schädigen mich (in hohem Maße)."
- „Alles, was andere auf meinem Territorium finden, können sie gegen mich verwenden."

Aufgrund dieser Schemata *rechnet* die Person mit passiv-aggressiver Persönlichkeitsstörung mit Grenzverletzungen, sie *erwartet* bereits solche Überschreitungen, und sie ist damit *extrem sensibel* gegenüber allem, was sich auch nur ansatzweise als Grenzverletzung interpretieren lässt. Sie unterstellt anderen, anders als paranoide Personen, nicht die Intention, dass sie Grenzen verletzen; dennoch geht sie davon aus, dass andere es *tun* werden; aus welchen Gründen auch immer. (Klienten mit passiv-aggressiver Persönlichkeitsstörung haben daher eher nicht die Annahme „andere wollen mir schaden", sondern eher: „andere achten nicht auf mich".) Und die Person unterstellt anderen auch, dass andere beim Eindringen auf das eigene Territorium Schaden anrichten oder dass sie alles, was sie finden, gegen die Person verwenden (können).

> Aufgrund dieser extremen Sensibilität sieht die Person damit auch oft in völlig harmlosen Interaktionen von Partnern Grenzverletzungen (was die Partner dann oft beim besten Willen nicht nachvollziehen können). *Und sie reagieren dann hochgradig allergisch darauf. Man kann damit sagen: Klienten mit passiv-aggressiver Persönlichkeitsstörung sind extrem grenzverletzungsempfindlich*!

Eine andere Art von Schema lautet:
- „Andere werden meine Autonomie einschränken!"
- „Andere versuchen, mich zu kontrollieren."
- „Andere bevormunden mich." Und:
- „Die Bevormundung schadet mir."

Und auch bezüglich dieser Schemata sind die Klienten mit passiv-aggressiver Persönlichkeitsstörung hyper-empfindlich: Sie können bereits eine völlig harmlose Aufforderung als Autonomie-Einschränkung empfinden und mit massiver Reaktanz reagieren. Ein Klient mit passiv-aggressiver Persönlichkeitsstörung erzählte mir mal, er könne sich einen Film einfach nicht mehr ansehen, wenn jemand sagt: „Den Film X musst Du Dir unbedingt ansehen." Das löst bereits ein so massives Gefühl von Reaktanz in ihm aus, dass er nicht mehr in der Lage ist, sich den Film anzusehen. Inzwischen fand er seine Reaktion selbst albern, konnte sie aber nicht abstellen.

Daher gilt: *Klienten mit PAS reagieren schnell und heftig reaktant.*

Die dritte relevante Art von Schemata lautet:
- „Ich erhalte keine Anerkennung."
- „Ich werde abgewertet."
- „Ich werde niedergemacht."

Auch in diesem Bereich sind die Klienten mit passiv-aggressiver Persönlichkeitsstörung sehr empfindlich: Sie können sachlich gemeinte Kritik leicht als persönliche Abwertung interpretieren. Das Schema hat auch zur Folge, dass die Klienten oft versuchen, möglichst wenig von sich selbst zu zeigen; auch in der Therapie rücken sie oft erst nach längerer Zeit mit den eigentlichen Anliegen raus.

Klienten mit passiv-aggressiver Persönlichkeitsstörung haben in ihrer Biografie die Erfahrung gemacht, dass eine direkte Verteidigung der eigenen Grenzen oder der eigenen Autonomie gefährlich ist. Entsprechende Aktionen wurden von den Eltern bestraft, führten zu einer massiven Verschärfung des Konfliktes oder zu langanhaltenden Beziehungsstörungen: Verweigerung der Kommunikation durch die Eltern, Ablehnung, Abwertung, auch: Schläge, Stubenarrest u.Ä. Daher haben die Klienten die Annahme: „Ich kann meine Grenzen (oder meine Autonomie) nicht offen verteidigen.", oder: „Offener Widerstand verschlimmert das Problem." Diese Annahme ist die Grundlage der Entwicklung *passiver Strategien*: Wenn man sich nicht offen verteidigen kann, dann verteidigt man sich verdeckt, indirekt, intransparent.

Auf der offenen Kommunikationsebene ist man zugewandt, kooperativ, zugänglich. Sagt der Chef z.B.: „Könnten Sie das mal bis morgen erledigen?", und die Person betrachtet dies als Grenzüberschreitung oder Autonomie-Einschränkung, dann bleibt sie dennoch zugewandt.

Sie sagt dann z.B.: „Natürlich Chef, wird erledigt.", lächelt und zeigt keinerlei Reaktion. Auf der indirekten Ebene wird der Auftrag jedoch sabotiert: Die Person erledigt es einfach nicht. Und wenn sie dann zur Rechenschaft gezogen werden soll, dann versucht sie, für die Sabotage auf keinen Fall die Verantwortung zu übernehmen. Also sagt sie z. B. zum Chef: „Ach, tut mir furchtbar leid, habe ich ganz vergessen!" oder: „Leider hat sich mein Hund die Pfote verstaucht, und ich musste leider die ganze Zeit über beim Tierarzt sitzen." „Aggressiv" heißt diese Strategie deshalb, weil es sich um eine, den Partner schädigende Sabotage handelt, also schon aggressive Aspekte aufweist; „passiv" deshalb, weil die Sabotage indirekt, verdeckt, intransparent erfolgt und die Person dafür keine Verantwortung übernimmt.

Dass die Klienten mit passiv-aggressiver Persönlichkeitsstörung meist „passiv" aggressiv sind, bedeutet jedoch keineswegs, dass sie nicht unter bestimmten Bedingungen nicht durchaus (sehr) *aktiv aggressiv* sein können: Sie *können* durchaus schreien und toben und jemanden direkt angehen.

Es ist jedoch wichtig zu sehen, dass es eine Moderator-Bedingung gibt, die darüber bestimmt, ob Klienten mit passiv-aggressiver Persönlichkeitsstörung eher *passiv*-aggressiv sind oder eher *aktiv*-aggressiv: Und diese Moderator-Variable ist der relative Status zum Interaktionspartner. Nimmt der Klient an, dass der (scheinbar grenzüberschreitende) Interaktionspartner einen relativ höheren Status hat als die Person selbst (und daher potenziell gefährlich ist), dann verwendet die Person passiv-aggressive Strategien: Sie ist offen unterwürfig und sabotiert unterschwellig. Nimmt die Person jedoch an, dass sie den gleichen oder höheren Status hat wie der Interaktionspartner und der Partner daher als eher ungefährlich, nicht intrusiv, eingeschätzt wird, dann kann sie sehr wohl aktiv-aggressiv reagieren. Auch Klienten mit passiv-aggressiver Persönlichkeitsstörung können sich somit durchaus offen wehren.

Für die Therapie hat das eine fast paradoxe Konsequenz: Sobald der Klient beginnt, den Therapeuten offen anzugehen, ist das ein Zeichen dafür, dass sich die Therapeut-Klient-Beziehung deutlich gebessert hat und der Klient sich nun diese direkte Kommunikation traut. Daher kann sich der Therapeut über ein solches Klienten-Verhalten durchaus freuen. Es ist auch wichtig, dass der Therapeut dieses Verhalten

- nicht als persönliche Abwertung interpretiert;
- nicht als Angriff wertet;
- gelassen darauf reagiert;
- mit Empathie, Verständnis und Akzeptierung aufnimmt.

Die Klienten haben aufgrund ihrer biografischen Erfahrung oft noch ein anderes Schema: „Ich werde ungerecht behandelt." Oder: „Ich werde von anderen beeinträchtigt, das ist ungerecht.". Manchmal hat das auch den Charakter von: „Ich gönne anderen nicht, dass denen alles zufällt.", und gar: „Ich will mich für das, was mir angetan wurde, rächen." Diese Schemata sind die Grundlage von Nörgeleien und Abwertungen: Man ist mit seinem Schicksal unzufrieden, und man macht das auch ständig deutlich: Durch negative Aussagen, Abwertungen, äußern von Unzufriedenheit u. Ä. Und die Person missgönnt anderen Erfolg und ein „leichtes Leben", und infolgedessen nörgelt sie besonders stark an solchen Personen rum. Sie verbreitet dadurch eine „Aura" von Unzufriedenheit um sich herum.

3.3.3 Kompensatorische Schemata

3.3.3.1 Normative Schemata

Wesentliche Schemata sind hier:

- Schütze Deine Grenzen!
- Lass überhaupt keine Grenzverletzung zu!
- Lass niemanden auf Dein Territorium, es sei denn, dieser kann als „sicher" gelten!
- Gib möglichst nichts von Dir preis!
- Verteidige Deine Grenzen nicht offen!
- Verteidige Deine Grenzen so, dass Du dafür nicht verantwortlich gemacht werden kannst!
- Vermeide offene Konfrontationen!
- Vermeide Kritik und Abwertung!
- Vermeide es, kontrolliert und eingeschränkt zu werden!
- Lass Dir nicht reinreden!

Diese Normen stellen in sehr hohem Ausmaß Vermeidungsziele dar: Und auf solche *Vermeidungen* ist die Aufmerksamkeit der PAS in hohem Maße konzentriert. Daher überrascht es nicht, dass die Störung auch „negativistisch" genannt wird: Die Klienten sind darauf konzentriert, was *nicht* klappt, was schief geht und nicht darauf, was gut klappt und erfolgreich ist! Deshalb geben sie auch nur relativ selten positive Statements von sich, sondern „nörgeln" eher (was sie für Interaktionspartner keineswegs attraktiver macht!).

> Ein Aspekt der Schemata ist damit besonders wichtig: Klienten mit passiv-aggressiver Persönlichkeitsstörung haben in ihrer Biografie die Erfahrung gemacht, *dass eine direkte Verteidigung der eigenen Grenzen oder der eigenen Autonomie gefährlich ist*: Entsprechende Aktionen wurden von den Eltern bestraft, führten zu einer massiven Verschärfung des Konfliktes oder zu langanhaltenden Beziehungsstörungen: Verweigerung der Kommunikation durch die Eltern, Ablehnung, Abwertung, auch: Schläge, Stubenarrest, u.a. Daher haben die Klienten die Annahme: „Ich kann meine Grenzen (oder meine Autonomie) nicht offen verteidigen.", oder: „Offener Widerstand verschlimmert das Problem."

Diese Annahmen führen zur Entwicklung kompensatorischer, normativer Schemata:

- „Verteidige Deine Grenzen, aber verteidige sie dann nicht offen, wenn dies gefährlich ist."
- „Verteidige Deine Autonomie, aber verteidige sie dann nicht offen, wenn dies gefährlich ist."
- „Verteidige Deine Grenzen und Autonomie so, dass niemand dies gegen Dich verwenden kann."
- „Aber verteidige sie um jeden Preis; lass auf keinen Fall jemand ohne Erlaubnis in Dein Territorium und lass Dich auf keinen Fall determinieren."

Diese Schemata sind sehr absolut und stark: Sie bestimmen, dass der Klient sich gegen Grenzverletzungen und Autonomie-Einschränkungen massiv wehren wird.

Die Klienten haben aufgrund ihrer biografischen Erfahrung oft noch ein anderes Schema: „Ich werde ungerecht behandelt." Oder: „Ich werde von anderen beeinträchtigt, das ist ungerecht.". Daraus resultiert dann ein normatives Schema der Art: „Ich gönne anderen nicht, dass denen alles zufällt.", und gar: „Ich will mich für das, was mir angetan wurde, rächen." Diese Schemata sind die Grundlage von Nörgeleien und Abwertungen: Man ist mit seinem Schicksal unzufrieden, und man macht das auch ständig deutlich: Durch negative Aussagen, Abwertungen, äußern von Unzufriedenheit u. a. Und die Person missgönnt anderen Erfolg und ein „leichtes Leben", und infolgedessen nörgelt sie besonders stark an solchen Personen rum. Sie verbreitet dadurch eine „Aura" von Unzufriedenheit um sich herum.

3.3.3.2 Regel-Schemata

Die Klienten definieren auch Regel-Schemata, um die dysfunktionalen Beziehungsschemata zu kompensieren:

- „Andere haben meine Grenzen zu respektieren."
- „Keiner hat meine Grenzen zu überschreiten."
- „Keiner darf ohne meine Erlaubnis mein Territorium betreten."
- „Niemand hat meine Autonomie einzuschränken."
- „Andere haben Distanz zu halten."

Auch diese Schemata sind sehr massiv und deshalb reagieren die Personen auf *wahrgenommeine* Versuche von Interaktionspartnern (IP), ihre Grenzen zu überschreiten oder ihre Autonomie einzuschränken, auch massiv aggressiv: Ist der IP gefährlich, wirkt sich dies in passiven, ist er nicht gefährlich, wirkt sich dies in offenen Strategien aus.

Die PAS weisen ebenfalls bei den Regel-Schemata die Annahme auf, dass sie Regel-Verletzer für die Regel-Überschreitung strafen dürfen: Ob sie allerdings dabei *offen* aggressiv reagieren, hängt von einer Moderator-Variable ab: dem eingeschätzten Bedrohungspotenzial des Regel-Verletzers. Wird der Regel-Verletzer hier als „gefährlich" eingestuft, reagiert der PAS „passiv" aggressiv; wird der Regel-Verletzer jedoch als wenig gefährlich eingestuft, dann kann die Person hier *offen aggressiv* reagieren: Daher sollte auch Therapeuten klar sein, dass auch passiv-aggressive Klienten unter bestimmten Bedingungen durchaus *offen* aggressiv handeln können!

3.3.4 Manipulation

3.3.4.1 Allgemeines

Klienten mit passiv-aggressiver Persönlichkeitsstörung sind hoch manipulativ; dabei halten sie andere auf Distanz. Durch die manipulativen Strategien schützen sie ihre Grenzen, ihre Autonomie, ja, in gewisser Weise sogar ihre Identität. Denn ihre Angst kann inzwischen sein, dass die Grenzverletzungen und Autonomie-Einschränkungen zu einer Beeinträchtigung der eigenen Identität führen könnten.

> Manipulativ sind Klienten aber vor allem dadurch, dass sie „Sabotagen“ so auszuführen, dass sie dafür nicht verantwortlich gemacht werden können. Hier kann es durchaus sein, dass sie Storys „erfinden“ und Ausreden benutzen, die schlicht in keiner Weise stimmen. Daher muss man damit rechnen, dass PAS „die Wahrheit leicht bis stark beugen“.

Die meisten Klienten mit passiv-aggressiver Persönlichkeitsstörung haben zumindest eine Ahnung davon, dass sie auf diese Weise manipulativ sind; vielen sind diese Strategien auch ganz bewusst. Einige sind sich auch über die Kosten im Klaren; dennoch ist ihnen ihre Grenzverteidigung so wichtig, dass sie die Strategien trotz der Kosten beibehalten.

3.3.4.2 Images und Appelle

Ein Image, das die Personen aufmacht, ist: „Ich bin kooperativ“, und: „Auf mich kann man sich verlassen.“ Außerdem machen sie Images auf wie: „Mit mir muss man sich nicht streiten.“, und: „Mit mir kann man über alles reden.“ Interaktionspartner brauchen jedoch in der Regel nicht sonderlich lange, um zu erkennen, dass die Klienten diese Images nicht einlösen: Sie sehen schnell, dass man sich auf die Person keineswegs verlassen kann, dass sie keineswegs zu dem stehen, was sie versprechen, und dass man keineswegs mit ihnen über die bestehenden Probleme reden kann. D. h.: Die Images „platzen“ relativ schnell.

Klienten mit PAR machen Images auf wie:
- Ich bin kooperativ.
- Ich bin verlässlich.
- Mit mir kann man über alles reden.
- Ich bin verträglich.

Andererseits senden sie aber auch Images wie:
- Ich wurde/werde ungerecht behandelt.
- Andere sind gegen mich.
- Andere beeinträchtigen mich.

Die Klienten senden Appelle wie:
- Halte Distanz!
- Halte Dich aus meinem Territorium heraus!
- Gib mir keine Anweisungen!
- Misch Dich nicht in meine Angelegenheiten ein!
- Schränke mich nicht ein!
- Werte mich nicht ab!

Die normativen (und die Regel-) Schemata bilden dann die Grundlage für die Entwicklung passiv-aggressiver Strategien. Wenn man sich nicht offen verteidigen kann, dann verteidigt man sich verdeckt, indirekt, intransparent. Auf der offenen Kommunikationsebene ist man jedoch zugewandt, kooperativ, zugänglich.

3.3.4.3 Interaktionsspiele

Bevorzugte Interaktionsspiele sind:

- *Armes Schwein*
  Man stellt sich selbst als schwach, hilflos, bedürftig dar.
- *Heroisches armes Schwein*
  Man ist schwach, krank, arm dran, aber man hat in geradezu heroischer Weise dagegen angekämpft.
- *Immer ich*
  Man ist stark beeinträchtigt worden und ist immer noch ständig beeinträchtigt: Man zieht im Leben ständig die „Arschkarte" und daher kann man sich lauthals beklagen.
- *Opfer der Umstände und/oder anderer Personen*
  Man wird auch von anderen Personen oder von Umständen beeinträchtigt, ungerecht behandelt, ausgetrickst usw.
- *Märtyrer*
  Aber trotz aller Widrigkeiten, Verfolgungen und Beeinträchtigungen hat man sich tapfer geschlagen, durchgekämpft. Man hat für seine Überzeugungen gelitten und ist standhaft geblieben.

Alle diese Spiele

- klagen andere oder das Schicksal an: Andere sind schuld, ungerecht usw., geben also reichlich Gelegenheit, ausgiebig zu nörgeln;
- fordern andere auf, Verantwortung zu übernehmen, sich zu sorgen und zu kümmern;
- fordern aber z. T. andere auch auf, die Person zu bewundern und zu loben.

Man wird Kritik und Unzufriedenheit los, bekommt aber Aufmerksamkeit, Zuwendung, Anerkennung, kann aber auch mit Anforderungen in Ruhe gelassen werden, sich also vor „Zumutungen" und „Übergriffen" schützen. Die Spiele sind hoch effektiv, sie sind allerdings auch hoch manipulativ.

3.3.4.4 Tests

Tests geschehen eher indirekt: Der Klient mit passiv-aggressiver Persönlichkeitsstörung geht mit bestimmten Fragen an Interaktionen heran, wie:

- Übt ein Interaktionspartner Druck auf mich aus?
- Gibt er mir Anweisungen, die meine Grenzen überschreiten oder meine Autonomie einschränken?
- Respektiert er mich als Person?

Interaktionspartner, die sich (stark) grenzüberschreitend oder respektlos verhalten, fallen durch; sie können keine Beziehung zu dem Klienten mit passiv-aggressiver Persönlichkeitsstörung aufbauen.

Im Therapieprozess können Tests aber auch durch Sabotagen laufen oder durch direkte aggressive Angriffe. So reagierte z. B. eine Klientin von mir nach einigen Therapiestunden auf relativ harmlose Fragen massiv aggressiv, der Art: „Es ist immer dasselbe, da geht man gesund zum Psychologen und kommt krank wieder raus!" Ich fühlte mich ein wenig wie ein Römer in den Händen von Obelix, dachte mir aber, es sei Teil des Problems und konnte deshalb gelassen bleiben, meine Frage erläutern, zugewandt bleiben und so den Test bestehen.

3.4 Besonderheiten

3.4.1 Nähe, Distanz und Bindung

Die Klienten mit passiv-aggressiver Persönlichkeitsstörung halten zu Personen, die ihnen nicht vertraut sind, Distanz: Dies ist eine Art von „Sicherheitsabstand", denn Personen, die man auf Distanz hält, können die eigenen Grenzen nur schwer überschreiten. Und diese Distanz wird so lange aufrechterhalten, bis die Personen beweisen, dass sie die Grenzen *nicht* überschreiten, dass sie die Autonomie der Person *nicht* einengen und dass sie die Person *nicht* abwerten und dass sie Informationen, die sie über die Person erhalten, *nicht* gegen die Person verwenden. Hat ein Interaktionspartner das bewiesen, dann wird er näher gelassen, er kann der Person mit passiv-aggressiver Persönlichkeitsstörung sogar recht nahekommen. Die Klienten nehmen durchaus Nähe auf und sie gehen auch Bindungen ein, oft sogar enge und stabile Beziehungen, aber eben nur mit wenigen, „handverlesenen" Interaktionspartnern.

Und das gilt auch für den Therapeuten: Auch der Therapeut kann eine vertrauensvolle Therapeut-Klient-Beziehung aufbauen, wenn es ihm gelingt, dem Klienten deutlich zu machen,

- dass er die Grenzen des Klienten nicht überschreitet;
- dass er die Autonomie des Klienten akzeptiert;
- dass er den Klienten zu nichts zwingt, veranlasst oder überredet;
- dass er keinerlei Druck auf den Klienten ausübt;
- dass er nichts tut, was der Klient nicht will.

3.4.2 Ich-Syntonie, Perspektive und Vermeidung

Die Klienten mit passiv-aggressiver Persönlichkeitsstörung sehen oft die Kosten ihres Handelns, halten es aber dennoch für notwendig, weil sie den Schutz brauchen. Damit sehen die Personen zwar ein, dass sie ein Problem haben und oft auch, dass sie selbst zu dem Problem beitragen: Dennoch sehen sie ihr Verhalten meist als gerechtfertigt an und sie sehen vor allem auch keine Alternative. Daher hat man den Fall, dass die Störung zwar nicht hoch ich-synton, die Änderungsmotivation aber dennoch gering ist.

Insgesamt ist die Störung nur mäßig ich-synton, deutlich ich-dystoner als z. B. die dependente Persönlichkeitsstörung. Die interaktionelle Schwierigkeit für den Therapeuten besteht somit auch nicht so sehr darin, dem Klienten nahezubringen, dass sein System problematisch ist. Sie liegt er darin, dass Klienten zu Beginn alle Interventionen als grenzüberschreitend empfinden können.

Auch die Klienten mit passiv-aggressiver Persönlichkeitsstörung zeigen eine eher externale Perspektive, denn sie müssen ebenfalls Interaktionspartner überwachen. Meiner Erfahrung nach ist sie aber meist leichter zu internalisieren als bei der histrionischen Persönlichkeitsstörung.

Zu Therapiebeginn besteht die Vermeidung der Klienten generell darin, möglichst wenig von sich selbst zu zeigen; Klienten vermeiden daher gar nicht so sehr spezielle Themen und Inhalte, sie vermeiden eher generell *alle* persönlich relevanten Informationen. Die Vermeidung ist damit nicht primär internal, sondern interaktional, beruht also auf mangelndem Vertrauen zum Therapeuten. Mit zunehmendem Beziehungskredit nimmt diese Tendenz dann ab.

3.4.3 Kosten

Die deutlichsten Kosten dieses Systems sind Interaktionskosten: Chefs, Kollegen, aber auch Partner und Freunde bemerken die Sabotage der Klienten über kurz oder lang und können (je nach eigenen Schemata mehr oder weniger) sauer darauf reagieren: Die Partner halten die Person dann für unzuverlässig, als eine, die nicht tut, was sie sagt, die unsolidarisch und unloyal ist. Das erzeugt interaktionelle Krisen, aber auch den Rückzug von der Person aus der Beziehung. Klienten mit PAS machen sich durch ihr Verhalten systematisch unbeliebt. Auch wollen andere aufgrund der negativistischen Stimmung, die die Personen oft verbreiten, nichts mehr mit ihnen zu tun haben und meiden die Kontakte.

Vielen Klienten mit passiv-aggressiver Persönlichkeitsstörung sind viele der Kosten ihres Systems bewusst. Sie wissen, dass Mitarbeiter und Partner ungehalten reagieren. Dennoch behalten sie ihre Strategien bei, schon weil sie gar keine Alternativen kenne, vor allem aber, weil die Aufgabe der Strategien als bedrohlich erscheint. Auch die indirekten Kosten sind z. T. hoch, z. B.:

- mangelndes Selbstvertrauen;
- Arbeitsprobleme;
- Versagensängste;
- Prüfungs- und Bewertungsängste;
- Konzentrationsstörungen;
- Grübeln;
- depressive Episoden, u. ä.

3.4.4 Therapie-Gründe

Klienten mit passiv-aggressiver Persönlichkeitsstörung kommen oft in Therapie, weil sie erkennen, dass sie sich mit ihren Strategien selbst im Wege stehen. Sie sehen z. B.,

- dass sie sich durch die ständigen Sabotagen beruflich selbst schaden;
- dass sie durch Unzuverlässigkeiten Arbeitskollegen gegen sich aufbringen;
- dass sie jedoch auch Partner damit stark verärgern können.

Das heißt, sie bekommen negative Rückmeldungen, Ärger in Beziehungen, werden gemieden, abgelehnt und abgewertet. Manchmal erkennen die Klienten bereits den Zusammenhang der Kosten mit ihrem Verhalten; manchmal vertreten sie aber auch die Ideologie, sie würden von Arbeitskollegen „gemobbt“.

Klienten mit passiv-aggressiver Persönlichkeitsstörung haben auch ein relativ schlechtes Selbstkonzept: Sie trauen sich eher wenig zu, vermeiden Misserfolge, nehmen Herausforderungen nicht an, grübeln über mögliches Scheitern nach, usw. Dadurch

- vermeiden sie wichtige Arbeiten;
- zeigen sie Prüfungsängste;
- drücken sie sich vor Arbeiten, die bewertet werden;
- zeigen sie Konzentrations- und Leistungsstörungen, u. a.

Alle diese Aspekte führen die Klienten ebenfalls in Therapie: Sie wollen dann „Konzentrationstraining“, o. ä., was ihnen jedoch nicht wirklich weiterhelfen würde.

Therapeuten, die sich gut verhalten, machen oft die Erfahrung, dass diese Klienten im Anfang sehr interaktionsschwierig sind, dass sie jedoch, hat man erst einmal eine tragfähige Therapeut-Klient-Beziehung etabliert, kooperativ sind. Es ist wichtig, dass Therapeuten die Interaktionsschwierigkeiten *als Teil* des Klienten-Problems auffassen und nicht als gegen sie gerichtet: Der Klient macht all das, weil er nicht anders kann, nicht, weil er den Therapeuten ärgern will! Kann der Therapeut dies erkenne, hilft es ihm oft, gelassen und zugewandt zu bleiben, wenn der Klient nicht kooperiert, sabotiert oder auch aggressiv wird.

3.5 Therapie

3.5.1 Allgemeine Grundhaltungen und Regeln

Die Klienten verhalten sich oft zu Therapiebeginn nicht kooperativ: Sie geben keine Information, vermeiden stark und sind nicht motiviert zu einer Mitarbeit: Daher ist es wichtig, dass Therapeuten dieses Verhalten nicht als persönliche Sabotage empfinden, sondern es als Teil der Störung wahrnehmen können: Therapeuten sollten hier Geduld haben, den Klienten viel Freiheit lassen und sich primär auf eine komplementäre Beziehungsgestaltung konzentrieren.

Heikel ist es oft, dass Klienten auf Fragen, die sie als grenzüberschreitend wahrnehmen, aggressiv reagieren können: Hier ist es wesentlich, dass Therapeuten völlig gelassen bleiben können, völlig zugewandt, respektvoll und akzeptierend. Reagiert ein Therapeut hier beleidigt oder gekränkt und damit auch noch aggressiv, ruiniert er die (sowieso schon fragile) Beziehung zum Klienten sehr schnell.

Man muss sich als Therapeut klarmachen, dass der „Gang durch die Inhalte" einem „Gang durch ein Minenfeld" gleicht. Je mehr der Therapeut von einem Klienten weiß, desto mehr kann er es vermeiden, ein Klienten-Schema „zu triggern" – aber ganz kann er es nie vermeiden (denn er wird den Klienten natürlich nie vollständig kennen!). Daher ist es wichtig, dass ein Therapeut mit aggressiven Reaktionen des Klienten, mit interaktionellen Krisen *rechnet* und sich darauf einstellt, diese angemessen zu meistern.

Zu Therapiebeginn sollte ein Therapeut keine inhaltlichen Fortschritte erwarten, er sollte daher weder sich noch den Klienten unter Druck setzen: Er muss am Aufbau der Beziehung arbeiten, und das kann dauern. Dreht sich die Inhaltsbearbeitung dabei im Kreis, dann tut sie das eben – alle Versuche, das durch Druck auf den Klienten zu ändern, werden das Problem todsicher verschlimmern! Ein Therapeut sollte hier die Haltung haben: „Früher oder später kriege ich den Klienten." Mit Komplementarität, Geduld, Akzeptierung und Respekt.

Andererseits sollte der Therapeut aber immer „an der Kante des Möglichen" arbeiten: Er sollte immer wieder internalisierende Interventionen machen,
- um zu testen, ob der Klient bereit ist, diese schon anzunehmen oder noch nicht;
- aber auch, um dem Klienten immer wieder zu *markieren*, dass es wichtig *wäre*, nach innen zu schauen und sich Fragen nach internalen Prozessen zu stellen.

Der Therapeut sollte auch versuchen, Inhalte vorsichtig zu explizieren (vgl. Sachse & Sachse, 2010), d.h. versuchen, Inhaltsaspekte, die er rekonstruieren konnte, explizit „auf den Punkt zu bringen", um zu sehen, ob der Klient diese schon annehmen kann und ob er den „Spuren" folgen will.

Der Therapeut kann auch vorsichtige, vertiefende Fragen stellen, die weiter in Problemaspekte hineinführen, um zu testen, wie weit der Klient diesen folgen will.

Und „an der Kante des Möglichen" zu bleiben, bedeutet,
- dass der Therapeut dies immer wieder und wieder und wieder tut; nicht ständig aufeinanderfolgend, aber in Abständen (z. B. im Durchschnitt jede 10. Intervention, manchmal häufiger, manchmal, wenn es schwierig ist, seltener);
- dass der Therapeut dies auch dann tut, wenn die Interventionen scheinbar gar keine Wirkung zeigen, denn alle Studien zeigen (vgl. Sachse, 2006a), dass die Interventionen erst *eine langsam kumulative Wirkung zeigen*: Sie wirken nach einiger Zeit, aber sie wirken auch nur dann, wenn der Therapeut sie konsequent immer wieder einsetzt!

Um konstruktiv mit Klienten mit PAS arbeiten zu können, sollten Therapeuten eine bestimmte *Grundhaltung* einnehmen, die es ihnen erlaubt, Fehler zu vermeiden und Schemata nicht zu „triggern". Diese Grundhaltung ist nicht nur für Klienten mit PAS wesentlich, sondern für *alle* Klienten mit Distanz-Störungen. Diese kann man wie folgt beschreiben:

- *Geduldig sein:* Der Klient lässt sich nicht vom Therapeuten unter Druck setzen, der Prozess lässt sich nicht forcieren. Der Therapeut arbeitet nach der Devise: „I do my very best", akzeptiert dabei aber, dass der Prozess so lange dauert, wie er dauert. Der Klient wird sich u. U. lange nicht auf therapeutische Strategien einlassen und das ist für den Therapeuten auch ok.
- *Sehr respektvoll sein:* Der Klient wird vom Therapeuten stark respektiert, geschätzt und akzeptiert. Der Klient darf so sein, wie er ist, das einzige, was der Therapeut dem Klienten deutlich macht, ist:
  - Sie haben Kosten.
  - Wenn Sie diese reduzieren wollen, dann können Sie meinen Vorschlägen folgen.
  - Wenn Sie das nicht wollen, ist es auch ok.

  Der Therapeut weist auf Aspekte hin, hinterfragt Konstruktionen usw., aber alles mit der Haltung: Der Klient *kann* sich ändern und der Therapeut traut es ihm zu, er *muss* sich aber nicht ändern.
- *Dem Klienten viel Kontrolle geben:* Wenn der Klient signalisiert „bis hierhin und nicht weiter", dann akzeptiert der Therapeut das; wenn ein Klient oberflächliche Inhalte thematisieren will, dann akzeptiert der Therapeut das, versucht aber *immer wieder*, „an die Kante des Möglichen" zu gehen, um herauszufinden, was der Klient *im Augenblick* akzeptiert.
- *Nicht getriggert reagieren:* Wenn der Klient aggressiv wird, macht sich der Therapeut klar, dass das ein Aspekt der Störung ist: Er sollte *nicht* getriggert, beleidigt etc. reagieren, sondern zugewandt bleiben, respektvoll bleiben, den Ärger des Klienten verstehen, u. U. klären und die gesetzten Grenzen respektieren.

3.5.2 Therapie-Phasen

In *Phase 1* der Therapie geht es primär um komplementäre Beziehungsgestaltung. Der Therapeut muss davon ausgehen, dass sein Beziehungskonto im Minus ist und er muss hier als Erstes und vorrangig für eine Anhäufung von Beziehungskredit sorgen. Alle anderen Intentionen sind sekundär! *Denn ohne Beziehungskredit geht gar nichts*: Der Klient macht nicht auf, gibt keine relevanten Informationen preis, lässt sich nicht auf den Therapieprozess ein und entwickelt keine Änderungsmotivation.

Daher geht es in dieser Phase um Strategien wie:
- Komplementäre Beziehungsgestaltung,
- Transparenz,
- Explizieren von Beziehungsmotiven,
- Umgang mit Tests,
- und um Klärung bis an die Kante des Möglichen, wobei die sehr schnell erreicht sein kann.

In *Phase 2* geht es um die Entwicklung von Änderungsmotivation. Ähnlich wie wir es schon bei dependenten Klienten vorgeschlagen haben, so schlagen wir auch hier vor, relevante Schemata, auch kompensatorische Schemata, vorsichtig und sehr empathisch herauszuarbeiten, bevor man beginnt, die Klienten zu konfrontieren.

Therapeuten können durch vorsichtiges, sehr akzeptierendes Explizieren die normativen und manchmal auch die Regel-Schemata herausarbeiten, indem sie deutlich machen,

- dass sie verstehen, welche Annahmen der Klient hat;
- dass sie verstehen, dass der Klient das Bedürfnis hat, diese Annahmen zu kompensieren;
- dass sie diese Kompensationen für ok halten, für nicht ehrenrührig und für nachvollziehbar;
- dass sie diese Schemata verstehen und mit dem Klienten auch noch besser verstehen möchten.

Hilfreich ist hier oft auch *erste biografische Arbeit*: Das kann dem Klienten ermöglichen zu verstehen, warum er welche Schemata entwickelt hat und auch, dass er bestimmte Kompensationen entwickeln musste: Der Klient erkennt damit, dass Kompensationen nachvollziehbar waren, dass sie nicht ehrenrührig sind, sondern dass man sie als eine Lösung für schwierige biografische Probleme auffassen kann.

Diese Vorgehensweise ermöglicht es oft, Norm- oder Regel-Schemata deutlich herauszuarbeiten, ohne dass die Therapeuten eine konfrontative Intervention realisiert haben: Sind diese Schemata klar und hat der Therapeut genügend Beziehungskredit, dann kann er langsam daran arbeiten, die Kosten dieser Schemata herauszuarbeiten und mit Konfrontationen beginnen.

Dabei ist es wesentlich, dem Klienten immer deutlich zu machen,

- dass der Therapeut dem Klienten „nichts will", dass es nicht darum geht, dem Klienten „Fehler nachzuweisen";
- dass es dem Therapeuten nur darum geht zu verstehen, wie das System des Klienten funktioniert;
- dass es dem Therapeuten dabei nur darum geht, dass der Klient seine Kosten, die er nicht will, reduzieren kann.

Daher müssen konfrontative Interventionen in hohem Maße mit Transparenz-Interventionen gekoppelt werden.

In dieser Phase geht es also um:

- Klärung,
- Explizierung durch den Therapeuten,
- Biografische Arbeit,
- Konfrontationen mit Kosten und Schemata,
- Konfrontation mit Spielen,
- aber auch stark: Um komplementäre Beziehungsgestaltung.

In *Phase 3* geht es dann um die Klärung von Schemata: Alle relevanten Schemata müssen valide kognitiv repräsentiert werden. In dieser Phase geht es also um Strategien wie:

- Klärung,
- Explizieren durch den Therapeuten,
- Biografische Arbeit,

- und auch weiterhin: Komplementäre Beziehungsgestaltung,
- und auch weiterhin: Konfrontationen.

In *Phase 4* geht es schließlich um die therapeutische Bearbeitung der relevanten Schemata.

3.5.3 Therapeutische Strategien in Phase 1

3.5.3.1 Komplementarität zur Motivebene

Komplementäres Therapeuten-Handeln zur Motivebene bedeutet bei Klienten mit passiv-aggressiver Persönlichkeitsstörung insbesondere, *keine Grenzüberschreibungen zu machen, die Autonomie des Klienten nicht einzuschränken und den Klienten respektvoll zu behandeln*. Das bedeutet z.B. konkret, dass der Therapeut *keinerlei Druck* auf den Klienten ausübt. Er sagt z.B.: „Sie können hier in der Therapie das Tempo völlig selbst bestimmen. Wenn Sie an einem Thema arbeiten wollen, dann arbeiten wir daran. Wenn Sie nicht arbeiten möchten, dann arbeiten wir nicht."

Zeigt ein Klient Anzeichen von Sabotage, dann kann der Therapeut z.B. äußern: „Wenn Sie hier nicht arbeiten wollen, ist das völlig in Ordnung. Es ist Ihre Zeit und Sie verfügen darüber. Wenn Sie herkommen und eine Stunde lang schweigen wollen, ist das ok. Ich bin da, ich bleibe hier sitzen, und wenn Sie über etwas reden wollen, dann reden wir, wenn Sie schweigen wollen, dann schweigen wir." Der Therapeut nimmt *jeden* Druck heraus und macht deutlich, dass der Klient vollkommen über die Stunde bestimmen kann. Dies muss er dann allerdings auch durchhalten. Es kann sehr gut sein (und das habe ich schon erlebt), dass der Klient den Therapeuten 1–2 Stunden lang testet und wirklich schweigt. Dann sollte der Therapeut ganz gelassen neben dem Klienten sitzen, den Klienten nicht beobachten, seinen eigenen Gedanken nachhängen und bereit sein, falls der Klient doch arbeiten will. Meiner Erfahrung nach beenden die Klienten den Test nach spätestens 2 Stunden, weil er ihnen selbst zu langweilig wird.

Der Therapeut formuliert auch seine Interventionen als *Vorschläge*, und er macht alles transparent: Er erläutert kurz, warum er eine Frage stellt, was er mit einer Intervention bezweckt, wozu eine Strategie dienen soll. Es gilt: Transparenz, Transparenz, Transparenz! Dabei erläutert der Therapeut nicht lang, er macht lediglich kurze Statements, aber davon viele.

> Wesentlich ist auch *Widerspruchsermöglichung* (Fiedler, 1981). Der Therapeut sagt: „Wenn Sie irgendwelche Fragen haben, bitte stellen Sie diese sofort. Wenn Sie irgendetwas nicht möchten, bitte sagen Sie es sofort. Wenn Sie irgendwelche Kritik haben, bitte äußern Sie diese sofort." Und dann setzt sich der Therapeut ganz empathisch und zugewandt mit Fragen, Einwänden, Kritik auseinander und geht so weit wie möglich auf die Wünsche des Klienten ein. Wenn der Klient etwas nicht will, wird es nicht getan; wenn der Klient ein bestimmtes Thema nicht ansprechen will, dann wird es nicht thematisiert.

Der Therapeut sollte außerdem Folgendes äußern: „Es ist mir ganz wichtig, bei meinen Fragen und Interventionen Ihre Grenzen zu respektieren. Da ich aber leider kein Telepath bin, kann es trotzdem sein, dass ich mit einer Intervention eine Grenze überschreite. Es wäre mir lieb, wenn Sie mich dann darauf aufmerksam machen würden. Ich werde es dann sofort berücksichtigen."

Diese Vorgehensweisen haben sich bei Klienten mit passiv-aggressiver Persönlichkeitsstörung bisher ausgesprochen gut bewährt: Die Klienten haben damit den Eindruck,
- dass der Therapeut sie ernst nimmt, sie massiv respektiert, sich intensiv mit ihren Belangen auseinandersetzt, sich auf den Klienten einstellt;
- dass der Therapeut sich bemüht, Grenzen nicht zu verletzen und Autonomie nicht einzuschränken;
- dass der Therapeut nichts für den Klienten will, was der Klient nicht auch will und keinen Druck auf den Klienten ausübt.

Wir nennen diese Strategie „Reaktanz-Entlastung", da sie die Wahrscheinlichkeit von Reaktanz bei Klienten massiv reduziert. Dem Therapeuten muss es gelingen (falls nicht, sollte er mit Klienten mit passiv-aggressiver Persönlichkeitsstörung nicht arbeiten!), mit Kritik, Sabotage u. ä. völlig akzeptierend, verständnisvoll und respektvoll umzugehen, nicht abwerten, nicht sarkastisch, nicht mit Druck, nicht beleidigt und nicht gekränkt. Es muss dem Therapeuten deutlich werden, dass der Klient all das tut, weil er nicht anders kann, weil es Teil seines Problems ist und nicht, weil er den Therapeuten ärgern will.

3.5.3.2 Transparenz

Wie oben schon ausgeführt spielt die therapeutische Strategie *„Transparenz"* eine zentrale Rolle beim Umgang mit PAS.

Transparenz bedeutet, dass der Klient den Eindruck bekommt,
- dass er alles, was in der Therapie passiert, durchschauen und verstehen kann;
- dass nichts passiert, was ihn manipuliert, einschränkt oder kontrolliert;
- dass der Klient letztlich immer selbst die Entscheidung trifft, ob er etwas tun, verändern usw. will;
- dass der Klient immer „nein" sagen kann;
- dass der Klient alles fragen kann;
- dass der Klient den Therapeuten kritisieren kann.

3.5.3.3 Explizierung der Beziehungsmotive

Bei der Explizierung der Beziehungsmotive ist es einerseits wichtig, den Klienten die negativ formulierten Ziele transparent zu machen, sodass die Klienten wissen, welche Ziele sie überhaupt in ihrem Handeln verfolgen. Wichtig ist dabei, den Klienten deutlich zu machen, *dass* sie negative Ziele, Vermeidungsziele verfolgen und zu bearbeiten, welche Konsequenzen das hat.

Wesentlich ist es jedoch auch, den Klienten explizit zu machen, dass sie auch über positive Motivationen verfügen, auch dann, wenn sie nicht glauben, dass sie diese erreichen können. Den Klienten sollte deutlich sein, dass sie eine starke Sehnsucht danach spüren, dass andere ihre Grenzen respektieren, *ohne* dass sie diese verteidigen müssen, sondern dass die Einhaltung von Grenzen eine interaktionelle Selbstverständlichkeit ist.

Es sollte ebenfalls deutlich sein, dass Klienten eine große Sehnsucht haben, dass andere ihr Recht auf Selbstbestimmung respektieren; ja die meisten Klienten haben sogar die Sehnsucht, dass Interaktionspartner ihre Autonomie *fördern*, d.h., dazu ermutigen, dies gut finden, bekräftigen. Und dass Klienten eine Sehnsucht danach haben, *als Person* respektiert zu werden.

Diese Erkenntnisse sind bei Klienten mit passiv-aggressiver Persönlichkeitsstörung auch deshalb wichtig, weil Therapeuten im Verlauf der Therapie darauf aufmerksam machen können, dass Klienten mit ihren Sabotage-Strategien ziemlich genau das Gegenteil von dem erreichen, was sie sich eigentlich wünschen; insbesondere verspielen sie ihr Bedürfnis nach Respekt, da ihr Verhalten oft dazu führt, dass sie schlicht als „Arschlöcher“ eingestuft werden. Damit werden die Klienten noch mal auf ganz andere Kostenaspekte aufmerksam, und sie können bemerken, dass sie selbst-erfüllende Prophezeiungen produzieren.

3.5.4 Umgang mit Tests

Wie gesagt geht ein Therapeut am besten mit Tests um, indem er

- sie als Teil des Problems versteht;
- das Verhalten des Klienten akzeptiert und respektiert;
- versucht zu verstehen, was der Klient meint und will, und
- indem er versucht, dem Klienten so weit wie möglich entgegenzukommen, und
- gegebenenfalls sein eigenes Verhalten kommentiert und transparent macht.

Tests nehmen in dem Ausmaß ab, in dem der Beziehungskredit zunimmt. Die Tests der Klienten mit passiv-aggressiver Persönlichkeitsstörung überschreiten auch nie die Grenze der persönlichen Beleidigung, sodass viele Therapeuten sehr gut damit zurechtkommen.

3.5.5 Ressourcenaktivierung

Eine systematische Ressourcen-Aktivierung ist bei Klienten mit PAS von großer Bedeutung. Dabei kann der Therapeut einmal eine eher allgemeine Ressourcen-Aktivierung realisieren: Dem Klienten deutlich machen, wie motiviert er ist, was er offenbar kann, geleistet hat, welche Probleme er schon gelöst hat etc. (vgl. Flückiger et al., 2008, 2010; Willutzki & Teismann, 2013).

Zum anderen kann der Therapeut aber auch ganz spezielle Ressourcen des Klienten salient machen, die vor allem für Klienten mit PAS von großer Bedeutung sind.

Der Therapeut kann dem Klienten hier deutlich machen, dass der Klient *durchaus Kompetenzen aufweist, seine Grenzen auch offen und direkt zu verteidigen*, und auch Möglichkeiten hat, mit einem aus der Grenzverteidigung resultierenden erhöhten sozialen Druck umzugehen.

Dadurch kann der Therapeut systematisch die Annahmen des Klienten in Frage stellen: „Wenn ich mich wehre, wird alles schlimmer." Der Klient soll erkennen,

- dass er seine Grenzen in akzeptabler Form verteidigen kann, ohne dass Interaktionspartner negativ reagieren;
- dass ein Klient im Ernstfall aber auch mit negativen Reaktionen angemessen umgehen kann.

Der Therapeut macht deutlich, dass er dem Klienten solche Kompetenzen zutraut und dass er dem Klienten anbietet, solche Kompetenzen, eventuell durch Trainings, noch weiter auszubauen.

3.5.6 Therapeutische Strategien in Phase 2

3.5.6.1 Aufbau von Änderungsmotivation

Die Strategie des Transparent-Machens der Spielstruktur ist erst möglich, wenn der Klient volles Vertrauen zum Therapeuten gefasst hat: Der Klient muss dem Therapeuten derartige Interventionen gestatten, darf sie nicht mehr als grenzüberschreitend auffassen. Ist diese Bedingung gegeben, dann sind diese Interventionen gar nicht mehr so problematisch, vorausgesetzt, der Therapeut macht sie sehr akzeptierend, empathisch und weiterhin widerspruchsermöglichend. Da den Klienten mit passiv-aggressiver Persönlichkeitsstörung vieles von ihren Strukturen schon bewusst ist, wirken die transparent-machenden Interventionen in der Regel auch nicht übermäßig konfrontativ. Solange Konfrontationen nicht möglich sind, sollte ein Therapeut eher versuchen, Schemata, auch Norm- und Regel-Schemata, auf empathische, akzeptierende Art deutlich zu machen (s. o.).

3.5.6.2 Konfrontation

Sehr wesentlich ist es, hier nochmals darauf hinzuweisen, dass Konfrontationen vom Therapeuten auf bestimmte Art und Weise realisiert werden müssen (siehe dazu den ersten Band der Reihe: Sachse, Sachse & Fasbender, 2010):

- Konfrontationen müssen immer sehr akzeptierend und respektvoll formuliert werden: Der Therapeut macht nur klar, was ist, ohne dies in irgendeiner Weise zu bewerten.

- Die Formulierung darf nie vorwurfsvoll, abwertend, bewertend oder „besserwisserisch" klingen.
- Auf keinen Fall darf sich für den Klienten eine Konfrontation so anhören wie: „Hab ich Dich erwischt, Du Schweinehund."

3.5.6.3 Konfrontation mit Kosten

Obwohl den Klienten mit passiv-aggressiver Persönlichkeitsstörung diese Aspekte meist schon ziemlich klar sind, kann ein Therapeut dennoch die Kosten nochmals salient machen und vor allem auch die Verbindung zwischen dem eigenen Handeln und den Kosten aufzeigen.

Konfrontiert man Klienten mit normativen Schemata bzw. den aus diesen resultierenden Intentionen, z.B. mit der, die eigene Autonomie zu schützen, dann sollte der Therapeut immer zweierlei tun:

1. Ganz viel Verständnis dafür zeigen, dass es dem Klienten wichtig ist, dies zu tun (und warum ihm dies wichtig ist).
2. Dem Klienten deutlich machen, dass *er* sich damit Kosten einfährt, die *er* nicht will, d.h., dass er damit im Grunde gegen *eigene* Intentionen verstößt.

Der Klient wird nicht mit den Standards des Therapeuten konfrontiert, *sondern mit seinen Eigenen*: wenn der Klient alles so lassen will, wie es ist, dann darf er das gerne tun. Falls er es aber nicht so lassen will, dann darf er gerne mit dem Therapeuten an einer Veränderung arbeiten. Anders gesagt: Der Therapeut muss die Motivation zur Veränderung „aus dem System des Klienten ableiten": Der *Klient* muss die Veränderung wollen, weil *er* einsieht,

- dass ihm das bisherige Vorgehen Kosten einbringt,
- dass er diese Kosten nicht will,
- dass ihm eine Veränderung nicht nur eine Kostenreduktion, sondern *Gewinne* einbringt,
- dass diese Gewinne für ihn vorteilhaft sind (vgl. Sachse, Sachse & Fasbender, 2010).

Auch hier ist es wichtig, dass dies nie vorwurfsvoll geschieht, sondern immer respektvoll und immer aus der Haltung heraus: „Wenn Sie etwas ändern wollen, dann wäre es gut, wenn Sie Aspekte sehen würden, deren Änderung Sinn machen würde."

3.5.6.4 Konfrontation mit Spielen

Diese Konfrontationen sind bei Passiv-Aggressiven äußerst wichtig; sie sind aber schwierig, und der Therapeut kann sie sich erst dann leisten, wenn er über ein ausreichendes Maß an Beziehungskredit verfügt.

Die Klienten müssen verstehen, warum sie diese Spiele spielen: Dass sie auf Schemata zurückgehen, die man prüfen muss. Und die Klienten müssen sehen, dass diese Spiele auf die Dauer extrem kostenintensiv sind: Sie verprellen Interaktionspartner, vor allem wegen des massiv negativen und anklagenden Charakters der Spiele.

3.5.7 Therapeutische Strategien in Phase 3

3.5.7.1 Klären von Schemata

Es geht hier darum, alle relevanten Schemata, also Selbst-, Beziehungs-, Norm- und Regel-Schemata kognitiv valide zu repräsentieren, sodass sie dem Klienten und dem Therapeuten klar sind und therapeutisch weiterbearbeitet werden können.

„Klären" ist eine komplexe und langwierige Strategie: Da aber sowohl die Klärungsprozesse auf Seiten des Klienten als auch die steuernden Interventionen auf Seiten des Therapeuten an anderen Stellen schon sehr ausführlich beschrieben wurden, soll hier darauf verwiesen werden (siehe besonders Sachse, 2003, 2008, 2016a, 2016b; Sachse, Breil & Fasbender, 2009; Sachse, Fasbender & Breil, 2009; Sachse & Sachse, 2011; Sachse, Sachse & Fasbender, 2016).

Wegen der externalen Perspektive und der starken Vermeidung der PAS müssen die Therapeuten hier aber sehr straight und sehr geduldig vorgehen: Therapeuten stellen immer wieder internalisierende Fragen der Art:

- Was löst X in Ihnen aus?
- Was geht Ihnen in Situation Y durch den Kopf?
- Wie empfinden Sie Z?
- Was würden Sie in Situation A gerne tun?
- Was hat sie genau an B gestört? usw.

Therapeuten stellen diese internalisierenden Fragen aber nicht, weil sie glauben, dass die Klienten sie beantworten können: Sie stellen sie vielmehr als *Marker*: Sie stellen sie, um den Klienten immer wieder deutlich zu machen,

- dass es internale Verarbeitungsprozesse gibt;
- dass es wichtig ist, diese zu verstehen;
- dass das Verstehen dieser Prozesse wichtig ist, um das Problem zu verstehen;
- dass man diese internalen Prozesse wahrnehmen und beobachten kann;
- dass die Klienten diese Prozesse beachten und wahrnehmen sollten.

Und die Therapeuten geben den Klienten Hinweise darauf, *wie* sie das tun können. Therapeuten stellen somit solche Fragen wieder und wieder und wieder; und sie kommentieren sie: Sie erläutern, warum sie das fragen, wozu die Information wichtig ist, was man versteht, wenn man diese Information versteht usw.

In der Regel dauert es aber eine Zeit, bis die Klienten die Interventionen des Therapeuten überhaupt bemerken, auf sie achten, sich mit ihnen auseinandersetzen und sie schließlich (langsam) umsetzen. Das tun sie aber nur, wenn Therapeuten diese Marker sehr straight immer wieder setzen (und nicht irgendwann „aufgeben“). Diese Strategie, zusammen mit komplementärer Beziehungsgestaltung, bringt die Klienten schließlich dazu, den Interventionen des Therapeuten zu folgen.

Therapeuten können, wenn sie Aspekte dessen, was ein Klient meint oder Aspekte von Schemata verstanden haben, dem Klienten das Verstandene zur Verfügung stellen und diese Aspekte verbal formulieren, selbst dann, wenn der Klient diese Aspekte noch nicht explizit geäußert hat und selbst wenn dem Klienten diese Aspekte selbst noch gar nicht klar sind. Dabei macht der Therapeut eine sogenannte *Explizierung*: Er formuliert Inhalte, die vom Klienten noch nicht explizit formuliert wurden. Dabei ist wichtig, dass ein Therapeut diese Explizierung belegbar macht: Er muss begründen und belegen können, wie er auf diese Inhalte gekommen ist. Ausführliches zum Prozess von Explizierungen bei Sachse & Sachse (2010).

3.5.7.2 Biografische Arbeit

Biografische Arbeit bedeutet, dass Therapeut und Klient versuchen, *im Hinblick auf einen bereits geklärten Schema-Aspekt* zu verstehen, wie dieser in der Biografie des Klienten entstanden ist. „Biografische Arbeit“ heißt somit *nicht*, den Klienten aufzufordern, dem Therapeuten „Biografie zu erzählen“ – auf keinen Fall.

> *Biografische Arbeit heißt vielmehr, mit einer ganz gezielten Fragestellung an die Biografie heranzugehen!* Nämlich der Fragestellung: Wie und unter welchen Umständen sind beim Klienten bestimmte Schemata entstanden? Welche Schlussfolgerungen hat der Klient aus welchen Erfahrungen gezogen?
>
> Und der Klient soll auch verstehen, welche Strategien er aufgrund dieser Schemata entwickeln musste und dass diese Strategien u.U. lebensnotwendig waren.

Durch eine solche biografische Arbeit soll der Klient erkennen,

- *dass* seine Schemata in seiner Biografie entstanden sind;
- und damit „historisch relativiert sind“;
- d.h. dass sie nicht „wahr“ sind, sondern dass sie durch bestimmte Einflüsse und Definitionen bestimmter Personen entstanden sind;
- und dass sie deshalb geklärt und hinterfragt werden können;
- und dass sie dringend hinterfragt werden sollten.

Damit kann ein Klient auch erkennen,

- dass er einer pathogenen Bedingung ausgesetzt war,
- in der er bestimmte Strategien entwickeln musste, um zu überleben,
- dass diese Strategien völlig verständlich und angemessen waren,
- dass er aber nun prüfen kann, ob er diese Strategien immer noch braucht,
- und ob sie ihm heute noch nützlich sind.

Bei Klienten mit PAS können Explizierungen manchmal grenzüberschreitend wirken: Der Klient kann den Eindruck haben, dass der Therapeut „ihn durchschaut" und durchschauen will. Eine solche Interpretation kann leicht zu Reaktanz führen. Daher sollten Therapeuten Explizierungen zu Therapiebeginn nur sehr vorsichtig durchführen und sensibel sein für „die Kante des Möglichen". Explizierungen, die ein Klient akzeptieren kann, bringen den Klärungsprozess aber immer sehr deutlich weiter.

3.5.8 Therapeutische Strategien in Phase 4

3.5.8.1 Bearbeitung von Schemata

Zur therapeutischen Bearbeitung von Schemata eignet sich auch bei PAS am besten das sogenannte „Ein-Personen-Rollenspiel". Es muss dem Klienten durch kognitive Techniken oder Ein-Personen-Rollenspiel deutlich gemacht werden,

- dass er sich heute interaktionell nicht mehr in der gleichen Situation befindet, in der er sich als Kind befand,
- dass heute Personen seine Grenzen in aller Regel nicht mehr so verletzen wie früher, und vor allem,
- dass er heute über ganz andere Kompetenzen und Ressourcen verfügt, Grenzverletzungen und Einschränkungen der Autonomie abzuwehren,
- dass er sich heute angemessen wehren kann und deshalb intransparente Strategien nicht mehr benötigt
- dass ein offenes Wehren ihn heute keineswegs mehr in aussichtslose Lagen bringt, sondern dass er heute mit Konflikten angemessen umgehen kann, und dass er
- deshalb *offene* Strategien der Verteidigung verwenden kann.

3.5.8.2 Spezifische Interventionen

3.5.8.2.1 Alienation

Wichtig ist bei Klienten mit passiv-aggressiver Persönlichkeitsstörung auch oft eine Bearbeitung der Alienation: Auch diese Klienten sollten herausfinden, was sie eigentlich wollen, was ihnen wichtig ist und was nicht.

3.5.8.2.2 Kompetenztraining

Klienten mit PAS weisen oft ein spezifisches Verhaltensdefizit auf: Sie können sich nicht vorstellen, ihre Grenzen offen zu verteidigen, also offen und klar „nein" zu sagen, zu sagen, dass sie etwas nicht wollen oder nicht akzeptieren.

Und sie können sich oft nicht vorstellen, wie man sich *freundlich und gleichzeitig deutlich* abgrenzt.

Diese Aspekte können jedoch sehr gut in Rollenspielen trainiert werden: Die Klienten üben, in entsprechenden Situationen

- deutlich, klar und verständlich zu äußern, was sie wollen oder nicht wollen;
- es klar, kurz und verständlich zu begründen;
- sich nicht zu rechtfertigen oder sich zu verteidigen; und vor allem:
- das alles sehr freundlich, nett, verbindlich und nicht schroff, unhöflich oder verletzend zu formulieren.

Dazu sollte der Therapeut als Modell fungieren, um den Klienten einen Eindruck davon zu vermitteln, wie man effektiv handeln könnte; viel Feedback, vor allem im Hinblick auf para- und nonverbales Handeln ist meist erforderlich.

3.5.9 Transfer

Ein Transfer in den Alltag ist für Klienten schwierig, da die zu modifizierenden Handlungen oft eher „unscheinbar" sind: Wichtig ist es vor allem, Klienten konkrete Übungen vorzuschlagen, die *Offenheit* erfordern: Der Klient soll lernen, offen nein zu sagen und seine Ablehnung offen zu begründen; er soll Partnern offen sagen, was ihn stört und dabei freundlich und zugewandt bleiben.

Klienten sollen hier die Erfahrungen machen,

- dass sie Grenzen offen und deutlich setzen *können*,
- dass sie es in einer freundlichen, nicht-aggressiven Art können, und vor allem,
- dass Interaktionspartner solche Grenzsetzungen akzeptieren und dass sich die Situation *nicht* verschlimmert.

Therapeut und Klient können hier wichtige Situationen in wichtigen Kontexten durchgehen und alternatives Verhalten konkret entwickeln; der Klient soll dann diese Situationen aufsuchen und dieses Verhalten realisieren. Wesentlich sind dabei aber nicht nur Handlungen, sondern gute Neubewertungen und gute alternative Kognitionen, die dem Klienten ein konstruktives Handeln überhaupt erst ermöglichen.

3.6 Illustration des therapeutischen Vorgehens anhand von Transkripten

3.6.1 Fall 1

Die Klientin ist eine 53-jährige Bahnangestellte, die wegen massiver beruflicher Probleme vom Arzt zum Psychotherapeuten geschickt wird. Sie erhält die Diagnose „passiv-aggressive Persönlichkeitsstörung".

Das Transkript beginnt zu Anfang der dritten Stunde: Die Klientin macht eine thematische Sperre auf, indem sie sagt, das einzige Problem, das sie habe, sei das Problem auf der Arbeitsstelle – ansonsten sei alles in Ordnung. Der Therapeut akzeptiert diese thematische Sperre zu Therapiebeginn und versucht, die Klientin vorsichtig „ins Boot zu holen".

3.6.1.1 Das Transkript

Th1: Woran möchten Sie heute arbeiten?
Kl1: Ja, ich weiß nicht so genau ...
Th2: Sie können einfach irgendwo einsteigen.
Kl2: Also großes Thema ist Arbeit.
Th3: Ok, dann fangen wir damit an.
Kl3: Mmm ... da gab's total viele Umstrukturierungen. Ich bin ja bei der Bahn, da gab's ganz viele Umstrukturierungen und Veränderungen und, ähm ...
Th4: Und davon wurden Sie auch betroffen?
Kl4: Ja, genau, genau ... genau ... genau (seufzt). Ja, und das ist einfach unglücklich gelaufen. Die haben sich da nicht Gedanken um uns gemacht und ...
Th5: Es ging damit zu Ihren Ungunsten?
Kl5: Ja genau.
Th6: Sie sind davon persönlich betroffen?
Kl6: Genau also ... wirklich also nicht nur so'n bisschen. Also ich bin von meiner vorherigen Stelle, ich war auf so 'nem Stellwerk, bin ich ... äh ... tatsächlich jetzt in so 'ne Bahn AG, das ist so 'ne ... so 'ne interne ... äh ... ja Resteverwertung muss man sagen. Also da kommen so alle hin, die keinen Job mehr haben. Und dann soll man sich da immer bewerben überall und ja ... muss man da bei irgendwelchen Bewerbungstrainings mitmachen, bahnintern.
Th7: Wie geht es Ihnen denn damit?
Kl7: Ja was soll ich sagen? Ich muss ja (seufzt) ...
Th8: Das ist schwierig für Sie.
Kl8: Sonst kürzen die mir noch weiter die Bezüge.
Th9: Aber eigentlich hör ich so raus, es geht ihnen gar nicht gut damit, Sie fühlen sich da auch nicht gut behandelt.
Kl9: Also (seufzt), ich bin seit 35 Jahren bei der Bahn ...
Th10: Da haben Sie eine andere Behandlung verdient.
Kl10: ... hab da meine Ausbildung gemacht. Ich hab ... äh ... direkt nach meiner 10. Klasse da angefangen und dann ging das so los. Auf einmal. Und dann wird man so da behandelt. Das is ... ähm ...
Th11: Da hätten sie sich nach 35 Jahren ...
Kl11: Genau.
Th12: ... was anderes gewünscht ...
Kl12: Ganz genau.
Th13: ... dass man anders mit Ihnen umgeht.

Kl13: Ja, ich würd jetzt nicht sagen, ich hab mir den Arsch aufgerissen oder so. Aber (seufzt) ... ja ... wird da einfach so mit einem umgesprungen.

Th14: Ja, ich könnte mir vorstellen, dass Sie sich auch ungerecht behandelt fühlen.

Kl14: Ach, das ist vielen passiert eigentlich.

Th15: Sie fühlen sich abgeschoben.

Kl15: Ja, also ich bin nicht die Einzige. Wobei ich die Einzige bin, wo es denn jetzt heißt, dass es Sinn macht, dass ich mal vielleicht zum Therapeuten gehe, hat der Bahnarzt gesagt, weil ich irgendwie so depressiv sei oder so.

Th16: Und wie war das für Sie? Ich meine, Sie sind jetzt beim Therapeuten.

Kl16: Ich muss ja ... es ist ja ... die machen so 'nen Druck ... ich ... also verstehen Sie mich richtig, ich find sie sympathisch, jetzt so auf'n ersten Blick. Aber es ist nicht unbedingt so, dass ich denken würde, ich komm hier mal zu 'nem Pläuschchen.

Th17: So, dass sie sich dafür jetzt so entschieden hätten. Könnten Sie sich denn vorstellen, das trotzdem für sich irgendwie zu nutzen?

Kl17: Mal gucken was Sie so sagen. Also ich will ja was ändern.

Th18: Ja.

Kl18: Es ist ja jetzt nicht so ...

Th19: Ich find's auch völlig in Ordnung, wenn Sie sagen, Sie probieren's aus. Das ist völlig in Ordnung, wenn Sie sagen, Sie gucken mal, ob Sie mit mir klarkommen oder ob Sie mit der Therapie klarkommen oder irgendwas davon haben. Das ist aus meiner Sicht völlig in Ordnung.

Kl19: Das ist nett von Ihnen. Das Problem ist, dass die Bahn ja irgendwas sehen will. Da weiß ich noch nicht so ganz.

Th20: Sie wissen noch nicht, was Sie machen sollen.

Kl20: Naja.

Th21: Was könnten Sie denn machen?

Kl21: Pfff ... keine Ahnung. Das ist ja unklar alles. Also da werden ja Entscheidungen getroffen, die sind nicht transparent und dann muss man die einfach fressen. Also es ist überhaupt nicht so, dass ich jetzt genau wüsste ...

Th22: Ja.

Kl22: ... was ich bieten müsste, damit was läuft.

Th23: Ja.

Kl23: Ich weiß es einfach nicht.

Th24: Ja. Also eigentlich haben Sie das Gefühl, das Ganze ... das ganze Verfahren ist eigentlich auch komplett undurchsichtig.

Kl24: Ja.

Th25: Und undurchschaubar.

Kl25: Ja.

Th26: Wie ist denn das für Sie, diese Undurchschaubarkeit? Wie geht's Ihnen damit?

Kl26: Ja, muss man durch ne. Ist jetzt ... also ist nicht ... nicht schön ... so.

Th27: Ja.

Kl27: Aber ich habe auch schon anderes durchgemacht, also insofern ...

Th28: Sie haben auch den Eindruck, Sie können sich gar nicht dagegen wehren.

Kl28: Ne ... ne was will ich denn da machen?
Th29: Sie sagen so, ich muss da durch. Das klingt für mich so, dass Sie sagen, es gibt keine Wahl.
Kl29: Genau, genau. Also an der Stelle ... die können mit einem ja umspringen, haben wir ja jetzt gesehen ...
Th30: Das macht Sie hilflos und es ärgert sie?
Kl30: ... ne, und dann ... kann man nur gucken, dass man da irgendwie gut durchkommt, muss man sagen.
Th31: Wie geht es Ihnen denn damit?
Kl31: Ne, das ist so ...
Th32: Ist das für Sie unangenehm, wenn Sie das Gefühl haben, es wird über Sie bestimmt?
Kl32: Ach ja unangenehm ... ich meine ... ach, pffff ...
Th33: Naja, weil Sie sagen, ich muss da durch.
Kl33: Ja.
Th34: Das ist ja möglicherweise auch eine gute Einstellung, wenn Sie sagen, ich hab keine Alternative, aber es muss Ihnen ja nicht schmecken.
Kl34: Ja ...
Th35: Und irgendwie gefällt es Ihnen gar nicht.
Kl35: Ja, also, man hat manchmal schon so'n bisschen Magen und so Blutdruck, also geht schon.
Th36: Das macht schon ärgerlich.
Kl36: (zögerlich) Ja ... ja ... also, ich schrei jetzt nicht rum oder so.
Th37: Sie schreien nicht rum, aber ärgern tun Sie sich schon.
Kl37: Ja.
Th38: Ja, ich merke schon, dass Sie sagen, ich versuch das auch unter Kontrolle zu haben und dann nicht so auszurasten.
Kl38: Genau. Genau.
Th39: Den Ärger auszudrücken, wäre nicht gut?
Kl39: Bringt ja nichts.
Th40: Das hätte keinen Effekt.
Kl40: Ne.
Th41: Aber Sie merken schon, irgendwie geht das nicht an Ihnen vorbei. Also ganz genau genommen, habe ich den Eindruck, Sie sagen so, eigentlich geht das gar nicht, so mit Ihnen umzuspringen geht eigentlich gar nicht.
Kl41: (Seufzt) Ist jetzt 'n bisschen ...
Th42: Übertrieben?
Kl42: ... bisschen viel.
Th43: Zu stark formuliert?
Kl43: Ja, wissen Sie, was soll man machen? Also es ist ja ... es ist 'n großer Konzern und die haben sehr deutlich ihre Muskeln spielen lassen und das ist sehr eindrücklich, dass man da als kleiner Mann oder Frau in dem Falle, nicht ganz so viel machen kann.
Th44: Sie haben keine Chance, sich zu wehren?

Kl44: Also klar, es gibt immer so kleine ... so kleine Lücken ... wo man dann denken kann ...

Th45: Die Sie nutzen können.

Kl45: Genau, genau, wo es dann ... auch ok ist. Aber ansonsten ... hm ... naja ... ne.

Th46: Mhm.

Kl46: Man ist da einfach ausgeliefert.

Th47: Ja.

Kl47: Nicht gut aufgehoben, muss man ganz klar sagen.

Th48: Das ist auch im Augenblick so das vorherrschende Gefühl.

Kl48: Ja.

Th49: Ausgeliefert und keine Möglichkeit und Sie sagten so „Abstellgleis" eigentlich.

Kl49: Genau, genau, ja. Naja (seufzt) ... naja ... und dann habe ich ... äh ... ja war ich wohl irgendwie auffällig, ich hab keine Ahnung, und dann haben die mich zum ... äh ... Betriebsarzt geschickt und der hat dann gesagt, ich soll hier hin kommen. Ja und jetzt sitz ich hier und denke, wir können ja eh nichts an der Situation ändern. Ich weiß da auch nicht, was ich da machen sollte.

Th50: Also ich würd Ihnen anbieten, einfach mal, dass wir gucken können, wie geht's Ihnen mit der Situation und wie können Sie damit umgehen. Wenn es tatsächlich stimmt, was Sie sagen, Sie können nichts machen, dann ist ja immer noch die Frage, wie wollen Sie damit umgehen, wie können Sie das für sich aufarbeiten? Man kann mit einer Situation hadern, aber in der Regel, wie Sie korrekt sagen, nützt einem das nichts und dann macht man sich das Leben ja noch zusätzlich schwer. Also ich will mal sagen, die Frage ist: Wie machen Sie das Beste draus?

Kl50: Ich wüsste ehrlich gesagt grad auch nichts besser zu machen. Also ich glaube, dass ich schon soweit alles erfülle, was die so wollen ...

Th51: Aus meiner Sicht bringt es meist etwas, nochmal zu versuchen, die Situation nochmal gründlich zu verstehen.

Kl51: ... von mir aus.

Th52: Ok.

Kl52: Ich bin jetzt ein paar Mal vielleicht zu spät gekommen zur Arbeit oder so, aber ansonsten ... jo ... wüsste ich's nicht. Also ich weiß nicht.

Th53: Also um das ganz deutlich zu sagen, ich würde, nie bereit sein, sozusagen, Psychotherapeut der Bahn zu sein. Wenn Sie hier sind, sind Sie meine Klientin, und ich arbeite mit Ihnen.

Kl53: Achso, also das heißt Sie ... äh ... würden da jetzt gar nichts hinschicken oder wie?

Th54: Nein, auf keinen Fall.

Kl54: Ach.

Th55: Ne, das würd ich auf keinen Fall. Wir haben ein Vertrauensverhältnis und was wir besprechen geht andere nichts an.

Kl55: Und selbst wenn der Bahnarzt jetzt ... äh ... sie anfordern würde ...

Th56: Dann würden wir ... dann würde ich mit Ihnen überlegen, ob wir und was wir hinschicken. Ich würde zum Beispiel sagen, wenn Sie möchten, können wir das machen. Sie sind bei mir in Therapie. Aber ich unterliege der Schweigepflicht, das heißt, ich würde nie irgendwas preisgeben, wenn Sie sagen, Sie möchten nicht, dass ich das ...

Kl56: Ach.

Th57: Darauf können Sie sich verlassen.

Kl57: Ok.

Th58: Also mir ist es immer wichtig, wir haben ein Vertrauensverhältnis und was wir besprechen, ist meine Devise, geht einen Dritten, ganz egal ob Bahn oder wer auch immer, nichts an.

Kl58: Ach ok. Das war mir nicht klar.

Th59: Also da müssen Sie sich gar keine Gedanken machen. Alles, was wir besprechen, bleibt hier unter uns, und nur dann, wenn Sie möchten, dass ich etwas preisgebe, können wir darüber reden, was ich den anderen sage. Aber ohne Ihre Genehmigung erfährt niemand irgendetwas.

Kl59: Ok, das ist gut zu wissen. Was heißt denn das dann ... würden Sie ... haben Sie eine Idee? Also haben Sie Klienten, die sonst so ... ähm ... sowas haben?

Th60: Was meinen Sie?

Kl60: So 'ne Umstrukturierung und dann auf einmal Probleme.

Th61: Ja das kommt natürlich häufig vor.

Kl61: Ja?

Th62: Ich kenne natürlich solche Probleme. Aber die Probleme sind bei jedem anders. Und deshalb möchte ich gerne verstehen, wie Ihr Problem genau beschaffen ist.

Kl62: Aber ich muss Ihnen sagen, ich bin ratlos, ich weiß nicht, was ich machen kann. Ich hab keine Ahnung.

Th63: Ja aber deswegen sitzen wir ja hier, weil das könnten wir ja einfach mal überlegen.

Kl63: Ok.

Th64: Wissen Sie, ich finde es auch ganz normal, dass man erstmal sitzt und denkt, es fällt einem nichts ein und die Situation ist nicht lösbar.

Kl64: Ja.

Th65: Das ergibt sich ja oft aus Situationen. Das ist ja nicht ungewöhnlich. Aber meine Erfahrung ist, wenn man dann nochmal sehr gründlich guckt, fallen einem wieder Ideen ein. Man nutzt ja einfach dann systematisch seine Möglichkeiten, seine Intelligenz und dann kommen Klienten eben auch wieder auf neue Ideen ...

Kl65: Wirklich?

Th66: Neue Lösungen.

Kl66: Mhm, ok.

Th67: Also am Anfang ist es ok, dass man denkt, ok, mir fällt nichts ein, aber deswegen ist es ja wichtig einfach nochmal genau zu gucken, weil irgendwann kommt man auf Ideen.

Kl67: Ok, ok. Wo fangen wir denn dann an oder wo soll ich denn jetzt anfangen am besten?
Th68: Es wär am wichtigsten, dass Sie einfach mal gucken, bei allen Aspekten, die Sie so sehen, welcher stört Sie am meisten, welcher ...
Kl68: Ja.
Th69: ... belastet Sie am meisten?
Kl69: Ich bin ja in dieser Resteverwertung und da hab ich jetzt so'n Sachbearbeiter. Der hat mir jetzt gesagt, ich soll mich bewerben, und der gibt mir aber keine Stellen. Das heißt ... es ... ich ... puh ... soll jetzt Bewerbungen schreiben, ich weiß nicht auf welche Stellen, es gibt da keine und ...
Th70: Das heißt, Sie finden das eigentlich ziemlich sinnlos, diesen Vorgang.
Kl70: Massiv.
Th71: Ja.
Kl71: Der sagt trotzdem irgendwie, ich soll dann da jetzt was machen und ich denk mir, pff.
Th72: Und Sie denken: Wozu?
Kl72: Genau, und wohin auch. Also die Stelle, die ich innehatte, gibt es so nicht mehr, ich müsste mich weiterbilden und ... äh ... an der Stelle stehe ich jetzt. Und ...
Th73: Wie geht es Ihnen denn damit, wenn jemand so mit Ihnen umgeht? Versteh'n Sie, ich frag das einfach mal, um das zu verstehen. Also ich möchte mal ganz verstehen, was löst so eine Situation in Ihnen eigentlich aus?
Kl73: Ich war sprachlos.
Th74: Sprachlos.
Kl74: Also der sitzt da vor mir dieser junge Spund und sagt ...
Th75: Ja.
Kl75: ... jetzt hier Bewerbung schreiben. Und ich denk mir, eh ... was ... was soll ich jetzt ... also ...
Th76: Ja. Auch so 'ne Frage, wie zum Teufel geht der eigentlich mit mir um?
Kl76: Ja.
Th77: Sie fühlten sich respektlos behandelt.
Kl77: Und ich finde ehrlich gesagt auch, es ist sein Job, mir 'n Stück weit da unter die Arme zu greifen ...
Th78: Ja.
Kl78: ... und das macht der nicht.
Th79: Sie fühlen sich von dem eigentlich auch im Stich gelassen, oder? Irgendsowas?
Kl79: Ne, ich find der macht einfach seinen Job nicht richtig.
Th80: Ja.
Kl80: Also der macht mir Vorgaben und sagt, was ich zu tun hab, und er selbst macht seine Sachen nicht. Und da denke ich ... also ... könnte ja jetzt bei sich anfangen.
Th81: Der mischt sich in Sachen ein, die ihn nichts angehen.
Kl81: Ja.
Th82: Und wie empfinden Sie das? Als unfair?

Kl82: Ja ... ja und dann sitz ich da und bin baff, ehrlich gesagt.
Th83: Ja.
Kl83: Und das ist das, was mich ... das war jetzt vorgestern (seufzt). Gestern, vorgestern ... ich ... so ... das macht mich sprachlos ehrlich gesagt und da weiß ich ...
Th84: Sprachlos heißt, Sie wissen gar nicht, wie Sie damit umgehen sollen?
Kl84: Joa, ich bin dann gegangen.
Th85: Ah, ok.
Kl85: Was soll ich da noch machen? Also ... es ist ... das war einfach ...
Th86: Das klingt für mich so, dass Sie das auch in so 'ne Situation versetzt, sich hilflos zu fühlen. Ich habe aber den Eindruck, das ist eigentlich eine ganz neue Erfahrung für Sie. Sie sind sonst nicht hilflos.
Kl86: Naja, also in dem Augenblick ... puh ... ja ... hilflos ... ich weiß nicht ...
Th87: Mir ist ganz wichtig, wenn Sie nicht einverstanden sind mit irgend 'ner Formulierung, finde ich es wichtig, dass wir eine finden, mit der Sie zufrieden sind. Also wenn Sie sagen, ‚hilflos' trifft's nicht, möchte ich das wirklich total gerne ernst nehmen und gucken, was trifft es dann? Weil ich würde Sie wirklich sehr, sehr gerne ganz genau verstehen.
Kl87: Ok.
Th88: Verstehn Sie, nehmen Sie nicht irgendetwas an.
Kl88: Ok.
Th89: Es sind ja nur Vorschläge und ich denke, wir müssen uns Schrittchen für Schrittchen drantasten, dass wir genau das verstehen, was Sie meinen.
Kl89: Mhm, ja, ich glaube, hilflos trifft's nicht, ich weiß aber auch nichts besseres ...
Th90: Ok.
Kl90: Also das war so ... der sagt mir das und dann denk ich ... eigentlich nicht mehr. Ich war einfach ... ich war baff, ich war regelrecht baff, weil ich das ... ich fand das so unverschämt. Und dann ... ja, hab ich gesagt, „öh, ok", und bin einfach gegangen.
Th91: Ja.
Kl91: Weil also, mir fiel nichts anderes ein. Ja vielleicht trifft auch hilflos 'n bisschen aber ... ja ... vielleicht nicht nur ... ich weiß nicht.
Th92: Sie wollten sich gar nicht weiter mit ihm auseinandersetzen?
Kl92: Ich kann's nicht sagen.
Th93: Wenn Sie gucken, was hätten Sie denn gerne gemacht, ganz spontan. Jetzt unabhängig davon, ob das günstig gewesen wäre und sinnvoll. Ich würd einfach mal gucken, was wäre eigentlich Ihre spontane Reaktion gewesen, was hätten Sie gerne gemacht an der ... an der Stelle?
Kl93: So ganz ehrlich?
Th94: Ja.
Kl94: Ich hätt' ihm in die Fresse gehauen.
Th95: Das heißt, eigentlich hat es Sie wütend gemacht.
Kl95: Ja.
Th96: Eigentlich hat es Sie sauer gemacht, das was der gemacht hat. Sie sagen ja auch, unverschämt ist ja auch eigentlich sowas, wo Sie sagen, das geht gar nicht.

Kl96: Ja, ich glaub da war auch schon Ärger, das stimmt.
Th97: Ja.
Kl97: Ja genau. Das kann gut sein.
Th98: Ja, das ist doch wichtig, dass wir auch gucken. Sie müssen das ja nicht umsetzen. Es ist ja nicht immer klug, Ärger ...
Kl98: Nee ...
Th99: ... sofort in die Tat umzusetzen.
Kl99: ... nee, das ist auch grad bei der Bahn nicht gut.
Th100: Ich würde gern verstehen, wie ... wie geht's Ihnen, was heißt das, was löst das aus? Weil dann können wir gucken, was machen wir damit und was möchten Sie gerne und wie finden wir Kompromisse zwischen dem, was Sie gerne möchten, und dem, was Sie dann als sinnvoll empfinden.
Kl100: Was soll schon sinnvoll sein? Da steht die Bahn hinter, verstehn Sie? Groß, mächtig.
Th101: Ja.
Kl101: Kann mich hin und her schubsen, im Grunde, also, auch wenn ich diese Phantasien hab, es hilft nichts. Also ... ähm ... auch da fühl ich mich einfach ... ja ... blockiert, dass ich eigentlich ja da durch muss. Ich muss da Dreck fressen.
Th102: Ja. Aber das ist auch so ein ganz starkes Gefühl, so, diese Bahn ist ja irgendwie sowas wie ... die ist so mächtig oder so übermächtig, dass sie das Gefühl haben, Sie kämpfen gegen einen Dinosaurier.
Kl102: Ja absolut. Ich kämpf gar nicht, sondern im Grunde kann ich immer nur den unteren Weg gehen ...
Th103: Ja.
Kl103: ... und ja und Amen sagen.
Th104: Sie haben das Gefühl, Sie können nicht mal kämpfen.
Kl104: Genau.
Th105: Wenn Sie kämpfen, gibt's eins auf den Deckel.
Kl105: Ganz genau, ganz genau, das hilft ... das endet schlecht. Da kann ich nur verlieren, das macht insofern keinen Sinn.
Th106: Aber damit kann's Ihnen doch auch nicht gut gehen, oder? Wenn Sie so'n Gefühl haben, ich kann nicht mal kämpfen, ich muss immer den unteren Weg gehen. Wie ... was ist das für ein Gefühl? Was für ein Gefühl ist das?
Kl106: Das kenn ich, ne.
Th107: Das kennen Sie.
Kl107: Das mach ich seit 35 Jahren. Jo, also das ... also ... diesbezüglich hat sich die Bahn nicht verbessert und nicht verschlechtert. Die bleibt einfach ...

3.6.1.2 Kommentar

Der Therapeut geht in der dritten Stunde davon aus, dass er bei der Klientin nicht über nennenswerten Beziehungskredit verfügt: Er bewegt sich „auf dünnem Eis" und muss daher viele „vertrauensbildenden Maßnahmen" realisieren, viel Empathie zeigen und darf die Klientin nicht konfrontieren.

Er versucht aber, wesentliche Aspekte schon so weit wie möglich herauszuarbeiten und bis an die Kante des Möglichen zu klären, um der Klientin schon, Schritt für Schritt, deutlich zu machen, was in der Therapie getan werden kann und worauf es ankommt.

Für den Therapeuten ist es wesentlich, geduldig zu sein und die Möglichkeiten, die die Klientin ihm bietet, zu nutzen.

In dieser Phase ist es noch nicht wesentlich, inhaltlich stringent zu arbeiten, also die Klientin bei einem Thema zu halten und dieses systematisch zu bearbeiten: Vielmehr legt der Therapeut in erster Linie Wert auf Beziehungsgestaltung.

Er nutzt aber alle „Silbertabletts“: Gibt die Klientin einen relevanten Inhaltsaspekt vor, greift der Therapeut diesen auf und setzt einen „Marker“: Er macht deutlich, dass dieser Inhalt relevant sein könnte und versucht, bis an die Kante des Möglichen zu vertiefen.

Kl2: Die Klientin macht praktisch sofort eine thematische Sperre auf: Sie will nur über die Arbeit sprechen. In Phase 1 akzeptiert der Therapeut dies und bleibt mit der Klientin an dem Thema Arbeit, da dort sehr wahrscheinlich viele relevante Inhalte existieren werden.

Kl3: Die Klientin „erzählt“: Sie nimmt eine stark externale Perspektive ein und sagt über sich, ihr Erleben und ihr Denken sehr wenig: Sie vermeidet stark und mit dieser Vermeidung muss der Therapeut nun konstruktiv umgehen, indem er „gegensteuert“ und viel Beziehungsgestaltung realisiert.

Th4: Der Therapeut versucht sofort, die Perspektive auf die Klientin zu bringen: Das ist ein „Marker“, da der Therapeut nicht davon ausgeht, dass die Klientin dieser Intervention schnell folgen kann.

Kl4: Was sie dann auch nicht tut.

Th6: Der Therapeut setzt aber die Strategie „das Ganze nochmal von vorn“ weiter fort.

Kl6: Die Klientin bringt ihre emotionale Beteiligung nur indirekt zum Ausdruck, zeigt aber, dass sie betroffen ist.

Th7: Was der Therapeut nutzt, um ihre Aufmerksamkeit darauf zu lenken.

Kl8: Die Klientin bleibt bei der externalen Perspektive und dabei, dass alles an „der Realität“ liegt: Sie geht nicht auf persönliche Aspekte ein.
Das wird auch noch lange kaum der Fall sein.

Th9: Der Therapeut versucht eine Explizierung: Er macht die Aspekte, die die Klientin nur indirekt, „implizit“ anspricht, explizit deutlich.
Eine solche Vorgehensweise ist bei derart stark externalen Klienten sehr wesentlich.

Th13: Der Therapeut macht immer wieder deutlich: „Es geht um *Sie*! Es geht darum, wie es *Ihnen* damit geht! Das ist es, was ich verstehen möchte! Darauf würde ich gern Ihre Aufmerksamkeit richten!“

Kl14: Die Klientin verwendet viele Vermeidungsstrategien, hier eine Generalisierung.

Kl16: Sie macht auch deutlich, dass sie nicht aus eigener Motivation beim Therapeuten ist, macht aber auch deutlich, dass sie den Therapeuten nicht angreifen will.

Ein Therapeut kann aber jede extrinsische Therapiemotivation eines Klienten nutzen und versuchen, eine intrinsische Motivation aufzubauen.

Th17: Was der Therapeut auch sofort versucht: Er bietet der Klientin andere Perspektiven in einer stark widerspruchsermöglichenden Vorgehensweise an.

Kl17: Die Klientin sagt, sie wolle etwas ändern. Dies ist zu diesem Zeitpunkt noch nicht sehr überzeugend, ist jedoch ein Ansatzpunkt.

Th19: Hier ist der Therapeut stark komplementär gegenüber der Autonomie und der Grenzproblematik: Er macht der Klientin klar, dass *sie* entscheidet und dass sie auch entscheidet, wie weit sie sich auf Therapie einlassen will.
Dies ist eine wichtige vertrauensbildende Maßnahme.

Kl21: Die Klientin geht wieder stark in die externale Perspektive.

Th25: Woraufhin der Therapeut versucht, wieder persönlich relevante Aspekte herauszuarbeiten.

Th28: Der Therapeut expliziert einen relevanten Aspekt. Die Klientin kann nur darauf eingehen oder sie kann weiter vermeiden: Der Therapeut macht damit aber Bearbeitungsangebote, die der Klientin zeigen, wie sie anders als vermeidend mit dem Thema umgehen kann.

Th30: Der Therapeut arbeitet die Explizierung schärfer heraus.

Kl30: Was der Klientin aber zu weit geht. (Dennoch ist der Versuch des Therapeuten als Marker ok: Der Therapeut sollte durchaus über das vom Klienten Gesagte hinausgehen, um Impulse zu setzen!)

Th32: Der Therapeut macht nochmal internale Aspekte transparent: Gewissermaßen verbalisiert der Therapeut die ganze Zeit über die internalen Aspekte, die die Klientin „mitmeint", die sie aber nicht explizit in Worte fasst.

Die Klientin bleibt explizit in der Außenperspektive, aber der Therapeut verbalisiert parallel dazu die Innenperspektive: Sehr akzeptierend, sehr respektvoll und sehr widerspruchsermöglichend.

Dies kann die Klientin akzeptieren und dann werden der Klientin Schritt für Schritt eigene Inhalte klar; es kann der Klientin aber auch irgendwann zu viel werden: Dann hat der Therapeut mit seinem Vorgehen die Kante des Möglichen erreicht. Das ist aber immer eine *empirische* Frage. Der Therapeut weiß es erst, wenn er es ausprobiert!

Daher sollte sich ein Therapeut ein solches Vorgehen durchaus *trauen*: Löst er damit eine interaktionelle Krise aus, muss er *damit* konstruktiv umgehen; auf keinen Fall sollte er in einem Akt „vorauseilenden Gehorsams" die Klientin mehr „schonen", als dies erforderlich ist. Denn damit lernt die Klientin nichts Neues und wird auf keine neuen Aspekte aufmerksam!

Th37: Die Klientin gesteht dann ihren Ärger zu: Das ist das erste Mal, dass sie selbst deutlich in eine internale Perspektive geht.
Das ist ihr nicht angenehm, aber bitte, natürlich ist es für Klienten nicht angenehm, sich eigenen Problemaspekten zu stellen! Aber solange es der Klient ertragen kann, ist das im Therapieprozess auch in Ordnung!

Th38: Der Therapeut vertieft hier aber nicht weiter, sondern geht auf einen anderen, jedoch ebenfalls relevanten Aspekt ein. Offenbar war der Therapeut hier der Ansicht, die „Kante des Möglichen“ erreicht zu haben.

Kl39: Die Klientin fühlt sich offenbar tatsächlich hilflos, es ist im Augenblick für sie aber noch schwer auszuhalten, sich der Hilflosigkeit zu stellen.
Das bedeutet, man kann sich dem Therapeuten nur schrittweise nähern.

Th47ff: Daher ist der Therapeut nun auch vorsichtig: Er zwingt die Klientin nicht, sich dem Inhalt zu stellen.

Kl49: Die Klientin macht nochmal deutlich, dass ihr Besuch beim Psychologen ambivalent ist.

Th50: Daher macht der Therapeut noch einmal deutlich, dass die Klientin hier frei entscheiden kann.

Th51: Der Therapeut erläutert, wie die Klientin die Therapiesituation für sich nutzen könnte.

Kl51: Darauf lässt sie sich ein.

Kl52: Die Klientin macht (scheinbar) ein neues Thema auf.

Th53ff: Der Therapeut realisiert noch einmal eine vertrauensbildende Maßnahme: Er macht deutlich, dass er auf keinen Fall Gehilfe des Arbeitgebers sein wird. Wieso der Therapeut dies an dieser Stelle macht, ist etwas unklar: Insgesamt ist dies aber eine wichtige Maßnahme, um der Klientin deutlich zu machen, worauf sie sich verlassen kann.

Th62: Der Therapeut macht noch einmal klar, dass es ihm darum geht, *die Klientin* ganz genau zu verstehen.

Th63ff: Der Therapeut macht auch deutlich, dass es ok ist, dass man im Therapieprozess erst einmal nicht weiß, was man tun soll und dass Therapie dazu da ist, genau das zu klären.
Solche „Didaktisierungen“ sind wesentlich, wenn die Gefahr besteht, dass Klienten eine falsche Vorstellung von Therapie haben.

Th69: Dies ist ein „niedrigschwelliges Angebot“: Der Therapeut spricht nicht von „Problemen“, sondern möchte, dass die Klientin darüber spricht, was „sie belastet, stört“ etc.

Kl69: Wie zu erwarten geht die Klientin wieder in die externale Perspektive.

Th73: Woraufhin der Therapeut wieder versucht, zu internalisieren: Er macht auch klar, dass es ihm darum geht, die Klientin genau zu verstehen.

Th77: Und wieder macht der Therapeut eine Explizierung.
Der Therapeut setzt konsequent seine Strategie fort, die impliziten internalen Verarbeitungsprozesse der Klientin in den Blick zu bringen.

Th79/ Kl79: Das wird noch lange passieren: Der Therapeut internalisiert/expliziert, aber die Klientin wird noch lange die externale Perspektive beibehalten: Unsere Analysen zeigen aber, dass Klienten irgendwann anfangen zu internalisieren, wenn Therapeuten diese Strategie sehr konsequent durchhalten; die Klienten lassen sich dann darauf ein und merken, dass das Vorgehen Sinn macht.
Halten Therapeuten diese Strategie aber nicht durch, dann lernen die Klienten auch nichts und ändern ihre Vorgehensweisen auch nicht!

Th82: Der Therapeut hält aber seine Strategie sehr konsequent durch.
Th84: Und der Therapeut expliziert auch weiterhin: Damit stellt er der Klientin „Übersetzungsmöglichkeiten“ zur Verfügung, die die Klientin ausprobieren und nutzen kann. Damit lernt sie das, was sie meint, in Sprache zu übersetzen.
Auch hier zeigen Prozessanalysen, dass Klienten solche Angebote Schritt für Schritt für sich nutzen.
Th86: Der Therapeut versucht, das Thema „hilflos sein“ noch einmal vorsichtig einzuführen, zusammen mit einer Ressourcen-Aktivierung: Er macht deutlich, dass die Klientin sich normalerweise nicht hilflos fühlt.
Th87: Der Therapeut realisiert explizit eine Widerspruchsermöglichung: Damit verhält er sich komplementär zu den Motiven Autonomie und Grenzen: Der Klientin soll klar werden, dass *sie* „das letzte Wort“ hat und dass sie nichts akzeptieren muss, was sie nicht will.
Th88: Der Therapeut macht deutlich, dass die Klientin die „letzte Entscheidungsinstanz“ ist.
Th89: Der Therapeut akzeptiert, dass die Klientin erst einmal die Kante des Möglichen markiert.
Th95: Dafür kann der Therapeut das Thema „Ärger“ wieder aufgreifen.
Kl96: Was die Klientin akzeptiert: An dieser Stelle kann sie nun die Explizierung des Therapeuten annehmen.
Th100: Der Therapeut macht deutlich, was nun in der Therapie getan werden könnte: Damit strukturiert er das therapeutische Vorgehen für die Klientin und macht es transparent.

3.6.2 Fall 2

Die Klientin ist eine 43-jährige Frau, die mit sehr unklarer Problematik in die Therapie kommt. Es wird dann deutlich, dass sie große Probleme mit dem Partner, mit Arbeitskollegen und mit Verwandten hat; überall gibt es Konflikte.

Wir kommen nach einer Analyse und der Durchführung des SKID-II zu dem Schluss, dass sie eine passiv-aggressive Persönlichkeitsstörung aufweist.

Die Arbeit mit ihr ist in den ersten acht Stunden schwierig, dann bessert sich ihre Bereitschaft, an Probleme heranzugehen. Das Transkript ist aus der ersten Stunde, Therapeut ist RS.

3.6.2.1 Das Transkript

Th1: Ja, Frau X, wir haben heute die erste Stunde, was führt Sie zu mir?
Kl1: Ja, hm, ich hab so irgendwie das Gefühl, ich komm nicht so voran. Irgendwie häng ich so fest ...
Th2: ... hmh, Sie hängen fest ...
Kl2: ... in so ’ner Leere.
Th3: Das heißt, Sie möchten eigentlich vorankommen, wenn ich Sie richtig verstehe.

Kl3: Ja.
Th4: Aber eigentlich haben Sie so das Gefühl, es klappt nicht so richtig.
Kl4: Hmh. Joah.
Th5: Haben Sie eine Idee, woran das liegen könnte?
Kl5: Nee.
Th6: Ist schwierig zu identifizieren oder ist schwierig zu sagen?
Kl6: Schwierig zu identifizieren.
Th7: Aber Sie spüren es. Es ist mir immer wichtig, dass Sie sagen: „Ich merke da etwas, ich merke, irgendwie komm ich nicht weiter".
Kl7: Ja ... spüren tu ich das schon. Es ist nur nicht angenehm so.
Th8: Ja, ok. Kann ich mir vorstellen. Aber wenn ich Sie richtig verstehe, dann würden Sie auch gerne was dagegen machen. Sie möchten gerne was machen, um weiter zu kommen.
Kl8: Ja, machen auf jeden Fall. Ich weiß nur nicht was.
Th9: Ich find das auch schwierig. Und deswegen müssen wir auch sehr gründlich sein. Und deswegen würde ich Sie bitten, erlauben Sie mir auch ein paar Fragen zu stellen. Und wenn Sie denken, Sie möchten die Frage nicht beantworten, ist das völlig in Ordnung. Und deshalb würde ich Sie gerne mal fragen: Haben Sie irgendwie ne Idee? Verstehen Sie, ich will ja gar keine perfekte Antwort. Einfach mal ne Idee, was es sein könnte.
Kl9: Ja ... vielleicht ein Gefühl.
Th10: Können Sie das beschreiben?
Kl10: (Kurze Pause) Ja ... nicht konkret.
Th11: Glaub ich. Aber versuchen Sie es mal so konkret, wie Sie es können. Ich weiß, es ist vollkommen klar, es ist ganz schwierig und Gefühle lassen sich auch nur ganz schwer konkret beschreiben. Aber versuchen Sie es mal: Was sagt Ihnen das Gefühl?
Kl11: Hmh. Ja, ist auch irgendwie ein negatives Gefühl da.
Th12: Und das spüren Sie auch. Es ist negativ?
Kl12: Ja.
Th13: Ok. Das ist ja unangenehm.
Kl13: Ja.
Th14: Und negativ heißt auch, Sie haben so eine Tendenz, einfach, dass Sie sagen: Ich würde am liebsten auch gar nicht hingucken?
Kl14: Ja.
Th15: Hmh. Hmh. Kann ich auch gut verstehen. Aber Sie müssen natürlich auch sehen, wenn Sie es rausfinden wollen, wärs gut, Sie würden trotzdem hingucken. Wär das ok?
Kl15: Ja ... fällt schwer. Ist mir irgendwie klar, das ... ich wüsst jetzt auch nie wie, und ...
Th16: Hmh. Aber es ist Ihnen schon klar, dass das gut wäre, Sie würden hingucken?
Kl16: Ja. Auf der anderen Seite denke ich auch immer, es ist eigentlich auch unangenehm. Eigentlich möchte ich das auch nicht mehr haben.
Th17: Hmh. Hmh. Ja, ist ok. Und Sie sagen, es ist belastend? Bedrückend?
Kl17: Ja ... wie so eine Hilflosigkeit.

Th18: Eine Hilflosigkeit? Hilflosigkeit heißt, Sie würden gerne was tun, aber eigentlich können Sie es nicht?
Kl18: Ja.
Th19: Hmh. Wie geht's Ihnen denn mit der Hilflosigkeit?
Kl19: Ja, da versuch ich halt irgendwie dafür zu sorgen, dass es wieder weg geht, das Gefühl. Und dann kommts auch wieder.
Th20: Würden Sie denn sagen, es gibt auch viele Situationen, wo Sie das Gefühl haben, Sie sind nicht hilflos? Da können Sie was tun, da trauen Sie sich auch ganz viel zu?
Kl20: Hmh. (Pause) Vielleicht, ein paar Situationen.
Th21: Mhm. Sie würden schon sagen, in ein paar Situationen. Heißt ja auch, eigentlich, Sie trauen sich auch schon was zu. Sie haben durchaus Zutrauen in Ihre Fähigkeiten auch.
Kl21: Ja, aber es ändert sich aber auch mal wieder.
Th22: Hmh. Haben Sie ne Idee, wieso? Warum verlieren Sie dieses Gefühl von Zutrauen?
Kl22: Ja, ich find das ja auch immer so ... so Tagesform abhängig. Das sind Tage, da geht es ...
Th23: Wo Sie sich stark fühlen?
Kl23: Ja.
Th24: Hmh. Sie sagen, Sie kriegen zu dieser Stärke immer wieder Zugang, immer wieder Kontakt?
Kl24: Joah, aber ich hab da jetzt noch nie drüber nachgedacht. Das ist eher selten.
Th25: Mhm. Das ist ja auch ok, wenn Sie sagen, Sie haben da noch nicht drüber nachgedacht. Und das ergibt natürlich die Frage: Möchten Sie jetzt drüber nachdenken?
Kl25: Ja, ich denk, wär – wär vielleicht hilfreich.
Th26: Ja. Find ich eine gute Entscheidung. Deshalb würd ich Sie gern nochmal fragen, gucken Sie nochmal, wie fühlt sich denn die Stärke an? In welchen Situationen fühlen Sie sich einigermaßen stark?
Kl26: Ja, es gibt so Situationen, wo – wo ich mich nicht stark fühle. Viele sozial ... soziale Situationen.
Th27: Ah ja. Das heißt, soziale Situationen verunsichern Sie? Oder wie ist das?
Kl27: Ja ... irgendwie blockieren die mich, hemmen auch.
Th28: Ah ok. Blockieren. Das heißt, da haben Sie das Gefühl, da fällt Ihnen nichts mehr ein? Oder Sie können nicht mehr handeln oder wie muss ich mir das vorstellen? Was macht die Situation so schwierig?
Kl28: Ja, also das Gefühl ist, dass ich gehemmt bin und dann kann ichs nicht mehr.
Th29: Ja.
Kl29: Kann ich ... und generell, fällt irgendwie schwer. Und gerade dann, wenn ichs vielleicht auch möchte.
Th30: Ja. Dann haben Sie das Gefühl, es gelingt Ihnen nicht mehr. Es geht nicht mehr. Sie kriegen es nicht mehr hin. Sie spüren auch dieses Gehemmtsein, so?
Kl30: Ja.
Th31: Ok. Ja, wie ist es für Sie?

Kl31: Ja, ich fands jetzt schwer, mich da hinein zu versetzen. Aber so als, so in dieser Rolle, also ich hatte schon das Gefühl so, ich will gar nicht so viel sagen eigentlich. Und eigentlich, ja, tu ich auch ganz viel, um auszuweichen. Und es ... es hat ja schon jetzt dafür gesorgt, dass ich das Gefühl hatte, ich muss da jetzt auch zustimmen. Und dadurch hab ich gar nicht so viele Möglichkeiten, da irgendwie gegen zu schießen.

Th32: Ja, im Grunde geht Ihnen da schon zu weit. Es ist mir aber wichtig, dass Sie selbst bestimmen, wie weit Sie gehen wollen! Wenn Sie nicht weiterwollen, dürfen Sie jederzeit „stop" sagen, das ist völlig ok.

Kl32: Ok.

Th33: Schauen Sie mal, ob Sie das beantworten wollen: Warum möchten Sie das Thema vermeiden? Was ist Ihnen unangenehm?

Kl33: Ich weiß nicht.

Th34: Worüber möchten Sie denn sprechen?

Kl34: (Pause) Vielleicht über die Arbeit.

Th35: Das ist völlig ok: Sprechen Sie über die Arbeit. Worüber möchten Sie da sprechen?

Kl35: (Pause) Ich habe oft Probleme mit meinen Kolleginnen.

Th36: Sie haben Probleme mit Kolleginnen. Welcher Art?

Kl36: (Pause) Wir verstehen uns nicht besonders.

Th37: Sie verstehen sich nicht besonders mit ihren Kolleginnen. Worin zeigt sich das?

Kl37: Die mobben mich. Die versuchen, mich zu sabotieren.

Th38: Sie fühlen sich von Kolleginnen sabotiert. Wie geht es Ihnen damit?

Kl38: (Lauter) Wie soll es mir damit schon gehen? Wie würde es Ihnen denn damit gehen?

Th39: Wahrscheinlich würde ich mich ärgern. Aber jeder reagiert ja anders. Und deshalb würde ich gerne verstehen, was das Verhalten ihrer Kolleginnen bei Ihnen auslöst.

Kl39: Was soll das bei mir schon auslösen? (Pause) Ja, es ärgert mich schon.

Th40: Sie fühlen sich von den anderen missverstanden?

Kl40: Ich bin den anderen völlig egal. Aber sie sind mir auch egal!

Th41: Am liebsten hätten Sie gar nichts mehr mit denen zu tun. Aber Sie müssen ja mit ihnen zusammenarbeiten.

Kl41: Ja, das ist ja das Problem! Aber wir können nicht zusammenarbeiten!

Th42: Inzwischen wissen Sie auch nicht mehr, wie Sie reagieren sollen?

Kl42: Nein, weiß ich nicht mehr! Ich könnte zum Chef gehen, aber das hat ja auch keinen Zweck!

Th43: Worüber ärgern Sie sich denn am meisten?

Kl43: Na über alles! Es ist alles Mist!

Th44: Ja, ich verstehe, dass Sie alles belastet. Trotzdem gibt es ja oft Dinge, über die man sich besonders stark ärgert. Gibt es bei Ihnen so etwas?

Kl44: (ärgerlich) Ich weiß nicht.

Th45: Ich will Sie mit der Frage gar nicht ärgern! Ich möchte nur verstehen, über welche Aspekte Sie sich besonders ärgern. Das kann helfen zu verstehen, was genau bei Ihnen passiert.

Kl45: Und wozu soll das gut sein? Die anderen ärgern mich doch!

Th46: Ja, das sehe ich. Aber es ist wichtig, dass Sie verstehen, was die anderen in Ihnen auslösen. Dann können Sie schauen, wie Sie anders damit umgehen können.

Kl46: Warum soll ich anders damit umgehen? Die sollen damit aufhören.

Th47: Ja, das wäre sicher gut. Aber was ist, wenn die es nicht tun? Und es sieht ja so aus, als würden Sie es nicht tun. Dann wäre es doch sicher gut, *Sie* hätten die Situation besser unter Kontrolle.

Kl47: Und wie soll ich das machen?

Th48: Das weiß ich noch nicht. Dazu sollten wir erstmal verstehen, was genau Sie so ärgert. Dann können wir versuchen, etwas zu finden, wie *Sie* anders reagieren könnten. Falls Sie das wollen.

Kl48: Ja, so geht es ja auch nicht weiter. Ich finds aber schwierig.

Th49: Ja, es ist ganz sicher schwierig. Wenn es nicht schwierig wäre, hätten Sie das Problem ganz sicher längst gelöst. Aber ich denke, dass wir es zusammen lösen können.

Kl49: Wenn Sie meinen.

3.6.2.2 Kommentar

Kl1: Die Klientin bleibt in ihrer ersten Aussage unkonkret: Das ist ein Ausdruck des hohen interaktionellen Misstrauens. Die Klientin ist nicht geneigt, „die Karten auf den Tisch zu legen".

Th3: Der Therapeut versucht, vorsichtig zu explizieren, wobei er der Klientin eine Änderungsmotivation unterstellt.

Th5: Der Therapeut versucht eine vorsichtige Vertiefung. Er geht an die Kante des Möglichen.

Th7: Der Therapeut macht das deutlich, was jeweils deutlich zu machen ist: Damit versucht er, eine „Konsens-Plattform" mit der Klientin zu schaffen.

Th8: Wieder unterstellt der Therapeut der Klientin Motivation: Das ist wichtig zum Beziehungsaufbau, zur Ressourcenaktivierung und zur Entwicklung von Änderungsmotivation.

Kl8: Das wird von der Klientin auch akzeptiert: Sie gibt allerdings keine weitere Information.

Th9: Der Therapeut ist hier stark transparent und stark widerspruchsermöglichend. Er verhält sich stark komplementär zu einer potenziellen Grenzproblematik der Klientin. Außerdem senkt er die Standards: Die Klientin soll einfach nur irgendeine „Spur" aufmachen.

Kl9: Worauf sie eingeht – aber minimalistisch.

Th10: Der Therapeut versucht nun, diese Spur zu vertiefen.

Kl10: Womit er bereits an die Kante des Möglichen stößt.

Th11: Der Therapeut bleibt an der Spur und macht deutlich, dass er für die Problematik der Klientin, Informationen zu geben, Verständnis hat.

Kl11: Die Klientin bleibt daraufhin zumindest beim Thema: Anscheinend ist sie ambivalent; sie möchte mit dem Therapeuten in Kontakt bleiben, ihm aber (noch) keine relevanten Informationen geben.

Th12: Der Therapeut bleibt am Thema.

Th14: Deutlich ist, dass der Therapeut, wenn ein Klient von sich aus wenig Initiative ergreift, kompensatorisch mehr Initiative realisieren muss.

Th15: Der Therapeut holt sich transparenterweise eine explizite Erlaubnis für weitere Fragen ein.

Kl15: Die Klientin antwortet implizit: „Was Sie machen ist ok, aber erwarten Sie bitte keine Kooperation von meiner Seite."

Th16: Der Therapeut realisiert gleichzeitig eine Bitte um Erlaubnis und eine Unterstellung von Motivation.

Kl16: Die Klientin macht deutlich, dass ihr das Thema unangenehm ist. Andererseits redet sie aber darüber, was erneut ihre Ambivalenz deutlich macht. Und bei Ambivalenz kann der Therapeut immer die Annäherungstendenz stärken.

Th17: Also geht der Therapeut auf diese unangenehmen Aspekte ein.

Kl17: Woraufhin die Klientin mitgeht.

Th18f.: Der Therapeut versucht erneut eine vorsichtige Vertiefung.

Kl19: Was an die Kante des Möglichen führt.

Th20: Daraufhin geht der Therapeut dazu über, eine Ressourcenaktivierung zu realisieren: Weg von negativen, hin zu positiven Aspekten; dies ist gut, damit sich der Prozess nicht „festfrisst".

Kl20: Die Klientin geht vorsichtig mit.

Th21: Der Therapeut setzt diese Strategie fort: Dies ist auch aus Gründen der Komplementarität wichtig.

Kl21: Die Klientin geht von sich aus auf negative Aspekte zurück.

Th22: Was der Therapeut aufgreift.

Th24: Der Therapeut bleibt aber bei positiven Aspekten, da die Klientin die negativen Aspekte nicht vertieft.

Th25: Der Therapeut macht einen (transparenten) Arbeitsvorschlag.

Kl25: Den die Klientin vorsichtig annimmt.

Th26: Der Therapeut versucht nun, die positiven Aspekte zu vertiefen.

Kl26: Die Klientin geht aber erneut von sich aus auf negative Aspekte. Das ist relativ typisch: Macht ein Therapeut deutlich, dass er positive Aspekte wahrnimmt, trauen sich Klienten oft, negative Aspekte zu offenbaren.

Th27: Der Therapeut greift diese Aspekte auf: Die Frage ist dabei natürlich, wie lange die Klientin dies mitmacht.

Kl27: Sie geht noch darauf ein.

Th28: Der Therapeut versucht eine vorsichtige Vertiefung.

Kl28f.: Die Klientin bleibt beim Thema, vertieft aber nicht.

Kl31: Die Klientin produziert hier zum ersten Mal einen längeren Text: Zum einen macht sie *explizit* deutlich, dass sie nicht viel Information preisgeben möchte, macht das andererseits aber doch; das macht erneut ihre Ambivalenz deutlich. Der Therapeut kann diese Aspekte als Fortschritt deuten.

Th32: Der Therapeut geht auf diese Ambivalenz ein und macht deutlich, dass die Klientin hier völlig frei entscheiden kann. Wieder eine hohe Komplementarität zum Grenzproblem.
Kl32: Was die Klientin akzeptiert.
Th33: Der Therapeut macht einen Vorstoß, das Problem zu klären.
Th34: Und stellt dann der Klientin das Thema frei.
Kl34: Die Klientin wählt das Thema „Arbeit".
Kl35: Probleme mit Kolleginnen: Alle Probleme, die sich auf Interaktionen und Beziehungen beziehen, sind potenziell hoch relevant!
Th36: Der Therapeut versucht, das Thema zu konkretisieren.
Kl37: Die Klientin attribuiert die Probleme auf die Kolleginnen: Genau das ist bei einer Klientin mit PAS zu erwarten.
Th38: Der Therapeut versucht zu vertiefen.
Kl38: Woraufhin die Klientin sich offenbar angegriffen fühlt und sauer reagiert: Genau das kann bei Klienten mit PAS sehr schnell passieren.
Th39: Der Therapeut geht ganz gelassen damit um, erläutert, was er meint und dass er die Klientin keineswegs angreifen will.
Th40f.: Der Therapeut bleibt stark empathisch: Er solidarisiert sich nicht mit der Klientin, stellt sie aber auch nicht in Frage.
Th44: Der Therapeut versucht, stärker zu konkretisieren: Hier besteht immer die Gefahr, dass die Klientin eine Kritik oder die Tendenz heraushört, dass der Therapeut sie mitverantwortlich macht. Das kann schnell wieder Ärger auslösen.
Th45: Deshalb muss der Therapeut nun erläutern, was er meint und was nicht.
Th46: Der Therapeut muss der Klientin auch erläutern, wozu die Fragen überhaupt gut sein sollen: Die Klientin sieht diese nicht als sinnvoll, sondern eher als potenziell bedrohlich an.
Th47: Der Therapeut muss weiter erläutern: Und er muss deutlich machen, dass er sich darum bemüht, der Klientin zu helfen, anders mit dem Problem umzugehen; dass sich seine Fragen *nicht* gegen die Klientin richten. Dabei ist es wesentlich, dass der Therapeut zugewandt, ruhig, empathisch und akzeptierend bleibt.
Th48f.: Der Therapeut versucht, der Klientin eine Perspektive aufzuzeigen.
Kl49: Die die Klientin, vorerst noch zähneknirschend, akzeptiert.

Deutlich wird:

- Der Therapeut muss „am Ball bleiben", viel Initiative ergreifen, das Gespräch am Laufen halten.
- Er muss sehr vorsichtig sein, kann aber immer wieder versuchen, „an die Kante des Möglichen zu gehen".
- Er muss viel erläutern, kommentieren, transparent machen.
- Er muss viel Ressourcen aktivieren, deutlich machen, dass er die Klientin nicht in Frage stellt.
- Er muss damit rechnen, die Klientin „zu triggern": Dass sie sich ärgert, Fragen falsch interpretiert und den Therapeuten provoziert.
- Woraufhin der Therapeut zugewandt, gelassen und empathisch reagieren sollte.

4 Die paranoide Persönlichkeitsstörung

4.1 Beschreibung der Störung

Die paranoide Persönlichkeitsstörung (PAR) ist die schwerste der „reinen Persönlichkeitsstörungen“: Einmal insofern, als diese Störung der betroffenen Person extreme Kosten verursacht. Diese Störung beeinträchtigt die Lebensqualität der Person in extremer Weise. Die Person muss immer vigilant sein, „auf der Hut“, kann nie entspannen, sich nie sicher und geborgen fühlen. Sie vergrault Interaktionspartner und isoliert sich damit in hohem Maße selbst; sie erzeugt in extremer Weise selbsterfüllende Prophezeiungen und bestätigt damit ihre Annahmen immer wieder selbst. Dadurch besteht die große Gefahr, dass der Klient seine Schemata ständig selbst bestätigt und sich die Störung zunehmend verschlimmert.

Zum anderen ist die Störung auch äußerst schwer behandelbar: Therapeuten haben große Mühe, durch Beziehungsgestaltung einen deutlichen Beziehungskredit zu schaffen, können lange nicht konfrontieren oder auch nur steuern. Therapeuten können nur relativ bescheidene Veränderungen im Laufe der vorgegebenen Therapiezeit erreichen.

Die paranoide Störung rangiert, wie alle Persönlichkeitsstörungen, von leichtem Stil bis zu einer schweren Störung: Der „Stil“ kommt relativ häufig vor und ist dann komorbide mit einer anderen Persönlichkeitsstörung, wie z. B. der NAR, der PAS oder der ZWA.

Schwere paranoide Störungen sind im Bereich der ambulanten Psychotherapie recht selten: Dies liegt wahrscheinlich daran, dass die Klienten nicht genügend Vertrauen aufbringen können, einen Therapeuten aufzusuchen. Tun sie es trotzdem, dann bereiten sie den Therapeuten viele Interaktionsprobleme, da sie ihr Misstrauen meist auch in hohem Maße auf den Therapeuten beziehen und der Therapeut sehr lange braucht, bis er eine vertrauensvolle Beziehung zum Klienten aufgebaut hat.

Es ist wichtig zu sehen, dass Personen mit PAR *keinen Wahn* aufweisen: Daher muss man die PAR deutlich von einer paranoiden Störung oder einer paranoiden Schizophrenie abgrenzen und diagnostisch unterscheiden: Obwohl die PAR durchaus skurrile Annahmen produzieren können, können sie diese im Einzelfall immer wieder hinterfragen und disputieren: Damit sind die Annahmen *nicht* wahnhaft (vgl. Jaspers, 1973)!

Dennoch lassen sich die Klienten von ihren Schema-Annahmen kaum abbringen: Die Schemata sind hochgradig änderungsresistent.

Die paranoide Persönlichkeitsstörung ist vorrangig durch *Misstrauen* auf Seiten der Personen gekennzeichnet: Sie nehmen an, dass andere ihnen schaden, sie beeinträchtigen, sie behindern usw. wollen und dass sie deshalb ständig auf der Hut sein müssen, sich schützen und verteidigen müssen. Sie neigen dazu, Ereignisse oder Handlungen anderer auf sich zu beziehen und ihnen eine bedrohliche Bedeutung zu verleihen. Dabei ist es ein wesentliches Merkmal der PAR, dass diese nicht nur annehmen, dass andere sie schädigen oder ungerecht behandeln, sondern dass andere sie *intentional* schädigen: Andere *wollen* ihnen etwas tun, andere tun das mit voller Absicht und in vollem Bewusstsein. Diese Intentionalitätsannahme stellt unseres Erachtens nach den Kern der paranoiden Störung dar!

Personen mit einer paranoiden Persönlichkeitsstörung (PAR) vertrauen niemandem, es sei denn, sie haben seine Loyalität vorher in vielen Tests festgestellt: Sie gehen davon aus, dass Beziehungen gefährlich und bedrohlich sind und dass sie sich daher in hohem Ausmaß schützen müssen. Aber selbst nach vielen Tests ist das Vertrauen nicht wirklich gefestigt: Es kann immer wieder aufs Neue erschüttert und in Frage gestellt werden. Offenbar gelingt es einem Interaktionspartner kaum je, einen positiven Beziehungskredit aufzubauen, es gelingt meist nur, den negativen Kredit auf Null zu bringen!

Da die Personen annehmen, dass andere ihnen *intentional* schaden wollen, sind sie hyper-vigilant: Sie scannen die Umgebung ständig danach ab, ob andere ihre Grenzen überschreiten, ihnen etwas wegnehmen, Intrigen gegen sie spinnen u. a. *Sie gehen davon aus, dass es gefährlich ist, Interaktionspartnern persönliche Information anzuvertrauen, da andere diese jederzeit gegen sie verwenden könnten.* Daher ist eine zentrale Devise ihres Handelns, „andere nicht in die eigenen Karten schauen zu lassen".

Da die von anderen angerichteten Schäden aus ihrer Sicht leicht und schnell groß werden könnten, halten sie es für wichtig, bei potenzieller Bedrohung schnell und sofort heftig zu reagieren, um andere effektiv von weiteren Schädigungen abzuhalten. Deshalb kann die Person auch nicht gelassen reagieren, wenn eine andere eine Kirsche aus dem Garten klaut: Denn es bleibt nicht bei der einen Kirsche, sie ist nur der Beginn eines langen Schädigungsprozesses: Daher muss die Person schon hier den Anfängen wehren und massiv (mit Gerichten etc.) reagieren!

Durch ihr Verhalten erzeugen die PAR *in hohem Ausmaß selbsterfüllende Prophezeiungen*: Die Interaktionspartner, deren Loyalität sie bezweifeln, denen sie bösartige Absichten unterstellen, auf die sie aggressiv reagieren, reagieren tatsächlich irgendwann negativ und kritisch, was die Personen dann aber als Beweis für die Richtigkeit ihrer Annahmen werten.

Die Klienten wirken oft hochgradig angespannt, latent aggressiv, abwertend und humorlos, was sie sozial meist ziemlich unbeliebt macht; sie verprellen durch ihr Misstrauen Kollegen, Freunde und Partner, wodurch sie relativ isoliert sind. Sie geraten sehr oft mit Nachbarn in Streit um Kleinigkeiten, sind sehr nachtragend und stark fordernd. Sie selbst haben den Eindruck, dass sie hochgradig „gemobbt" werden, ungerecht behandelt, ohne ihre eigenen Anteile an dem Interaktionsproblem wahrzunehmen.

In der Biografie haben die Personen mit PAR oft die Erfahrung gemacht, dass sie von wichtigen Bezugspersonen (oft dem Vater) *massiv* abgewertet, geschlagen, extrem bestraft etc. wurden: Sie schließen daraus, dass
- Interaktionspartner gefährlich sind,
- man Interaktionspartnern nicht trauen kann,
- Interaktionspartner absichtlich verletzen,
- sie selbst im Grunde wehrlos und hilflos sind,
- sich nicht angemessen wehren können.

Daraus ziehen sie den Schluss,
- dass es gut und sicher ist, misstrauisch zu sein;
- dass man stark sein muss und Stärke aktiv zeigen muss;
- dass man niemals Schwäche zeigen darf;
- dass man nichts über sich preisgeben darf, denn alles, was man offenbart, wird gegen einen verwendet;
- dass man sich *massiv* verteidigen muss: schnell und heftig, um dem Interaktionspartner zu zeigen, dass man sich nichts gefallen lassen wird.

Die PAR weisen aufgrund dieser biografischen Erfahrungen ein stark negatives Selbstschema auf mit geringer Selbst-Effizienz-Erwartung: Daher entwickeln sie eine systematische Selbsttäuschung und ein Image von Stärke: Sie demonstrieren so etwas wie „ich bin der wilde Wolf, wer mir dumm kommt, wird zerrissen, nehmt euch bloß vor mir in Acht". Im Grunde wird aber deutlich, dass den Personen die Zuversicht in ihre eigene Stärke, Macht und Selbsteffizienz fehlt: Denn wenn eine Person von sich und ihren Ressourcen überzeugt ist, dann kann sie gelassen abwarten, bis ein Konflikt tatsächlich eskaliert; denn sie weiß, dass sie auch dann noch stark genug sein wird, ihn durchzustehen. Die Tendenz, schnell und heftig zu reagieren, ist (psychologisch gesehen) gar kein Zeichen von Stärke, sondern von Schwäche! Das Gleiche gilt für Hypervigilanz, Anspannung etc.: Dauer-Alarm-Bereitschaft macht deutlich, dass man glaubt, man sei der Bedrohung ansonsten nicht gewachsen!

Und ihre Interpretationen scheinen die Notwendigkeit eines solchen Vorgehens auch ständig zu bestätigen: Der PAR kommt in einen Raum, und zwei Interaktionspartner hören auf zu reden: Dies ist das Zeichen, dass sie schlecht über ihn gesprochen haben oder eine Intrige spinnen etc. Der Beck'sche Verarbeitungsfehler der „Personalisierung" ist bei diesen Klienten besonders ausgeprägt.

Das Schlimme daran ist: Der PAR, der allen Interaktionspartnern ständig Missgunst, Intrigen, Untreue etc. unterstellt, verärgert schnell die Interaktionspartner so stark, dass diese *tatsächlich* gegen ihn sind, schlecht über ihn denken, ihn meiden etc. Und natürlich fasst er dieses Verhalten dann wieder so auf, dass er „von Anfang an Recht hatte und sein Misstrauen zu jedem Zeitpunkt gerechtfertigt war".

Die Interpretationen und Unterstellungen, die PAR im Laufe der Zeit entwickeln, dienen dazu, immer „realitätsabgehobener", skurriler und unrealistischer zu werden: Millon (1969) spricht deshalb auch von „mini-psychotic-episodes", die bei genauerer Betrachtung aber nicht psychotisch sind! Ihre „Skurrilität" und Realitätsunangemessenheit können jedoch ein beachtliches Ausmaß annehmen!

In der Therapie sind sie auch dem Therapeuten gegenüber extrem misstrauisch und vorsichtig; sie geben kaum Informationen preis, die gegen sie verwendet werden könnten. Daher dauert der Aufbau einer tragfähigen Beziehung lange.

In der Therapie machen die Klienten dem Therapeuten gegenüber „ein negatives Beziehungskonto auf": Sie geben dem Therapeuten keineswegs einen „Vertrauensvorschuss", sondern der Therapeut ist bezüglich des Vertrauens, bevor er auch nur das Geringste getan hat, im Minus. Seine Beziehungsgestaltung muss daher das Konto erst mal auf Null bringen, bevor er überhaupt Beziehungskredit schaffen kann. Dies ist mühsam und dauert lange: Daher kann der Therapeut den Klienten sehr lange gar nicht konfrontieren, Schemata kaum in Frage stellen usw. Auch hier wandert der Therapeut „durch ein Minenfeld": Jede Intervention, die der Klient falsch verstehen kann, führt zu interaktionellen Krisen in der Therapie und damit zu schwierigen Interaktionssituationen, die ein Therapeut bewältigen muss. Die paranoide Störung ist *interaktionell die Schwierigste aller reinen Persönlichkeitsstörungen* und stellt sehr hohe Anforderungen an die Person *und* an die Kompetenz des Therapeuten.

4.2 Weitere Charakteristika

Millon (1996, 2011), Miller et al. (2001), Bernstein et al. (1993, 1995), Beck, Freeman & Davis (2004), Blaney (1999), Carroll (2009), Costa & Widiger (1993), Edens et al. (2009) und Falkum et al. (2009) geben weitere Charakteristika der PAR an:

- Die Person ist extrem misstrauisch;
- sie antizipiert ständig Kritik, Abwertung, Schädigung;
- sie ist hyper-vigilant: immer aufmerksam, „in Alarm", wachsam, „auf der Hut";
- sie glaubt ständig, sich verteidigen zu müssen;
- die Person nimmt an, dass sie sich nicht auf andere verlassen kann;
- die Person zeigt ein hohes Ausmaß an Eifersucht (Kingham & Gordon, 2004);
- deshalb muss sie sich in hohem Maße auf sich selbst verlassen können;
- sie geht davon aus, dass andere ihre Autonomie und ihre Grenzen bedrohen;
- sie geht (aufgrund von biografischen Erfahrungen) davon aus, ihre Grenzen nicht angemessen schützen zu können;
- deshalb glaubt sie, sie müsse ihre Grenzen *massiv* und sehr schnell schützen;
- deshalb muss sie es vermeiden, abhängig zu sein;
- insbesondere muss sie Abhängigkeit von Autoritätspersonen vermeiden (die sind besonders gefährlich!);
- sie reagiert extrem empfindlich auf Kritik, Kontrolle, Einschränkungen, Grenzverletzungen;

- sie fühlt sich durch alles und jeden bedroht; sie interpretiert in alle unklaren Stimuli Bedrohungen hinein;
- sie muss subjektiv ein Gefühl von Stärke entwickeln und die Stärke auch stark nach außen demonstrieren;
- sie lässt andere Personen nicht an sich heran und versucht, Unabhängigkeit aufrechtzuerhalten.
- ihre Isolierung führt dazu, dass sie ihre Konstruktionen nicht mehr sozial überprüfen kann; sie entfernt sich immer mehr von der Realität.
- sie ist ständig „im Alarmzustand“, sucht ständig nach möglichen Beeinträchtigungen und ist daher hyper-sensibel.
- sie fühlt sich benachteiligt, übersehen, vom Schicksal beeinträchtigt und missgönnt anderen Erfolg.
- sie ist unfähig, eigene Schwächen und Defizite wahrzunehmen, sieht aber jede Schwäche bei anderen.
- sie neigt zu querulatorischem Verhalten (sie hat eine rigide Rechtsauffassung, fühlt sich leicht und schnell benachteiligt, woraufhin sie in hohem Maße Gerichte auch wegen Bagatellfällen bemüht; Knecht, 2013).

4.3 Prävalenz und Komorbidität

Die Prävalenz der PAR wird in der Normalbevölkerung auf 2 % geschätzt; auf 1–5 % in psychiatrischen Populationen und auf 20 % bei psychiatrischen Dauer-Patienten (Bernstein et al., 1995; Bockian & Jongsma, 2001).

Häufige Komorbiditäten der PAR bestehen mit NAR, SU (Millon & Martinez, 1995; Morey, 1988).

4.4 Diagnostik: DSM-Kriterien

Im DSM wird beschrieben, dass die Person

- erwartet, von anderen ausgenutzt, benachteiligt oder getäuscht zu werden;
- die Loyalität anderer in Frage stellt;
- nur zögernd anderen Menschen vertraut;
- harmlosen Vorkommnissen bedrohliche Bedeutung beimisst;
- extrem nachtragend ist;
- Angriffe erwartet und schnell Gegenangriffe startet;
- die Treue des Partners bezweifelt.

4.5 Störungstheorie

Wir wollen hier auf der Grundlage des Modells der Doppelten Handlungsregulation ein psychologisches Funktionsmodell der paranoiden Störung entwickeln.

4.5.1 Motive und Schemata

4.5.1.1 Zentrale Beziehungsmotive

Das stärkste Motiv ist *Solidarität*: Das Bedürfnis, dass andere Personen zu einem halten, für einen da sind, unterstützen, helfen, sich kümmern.

Bezüglich dieses Motivs haben die Klienten stark negative Erfahrungen gemacht: Niemand hat sie geschützt, niemand war auf ihrer Seite, niemand hat sich gekümmert, *im Gegenteil*: Sie haben sich allein gefühlt, wurden im Stich gelassen und ausgeliefert, sie haben stark die Erfahrung *negativer* (und nicht nur mangelnder) Solidarität gemacht: Ihre Eltern (meist vor allem der Vater) war darauf aus, sie abzuwerten, ihnen Fehler nachzuweisen. So haben sie den Eindruck bilden müssen, „er ist hinter mir her“, *will* ihnen zeigen, wie schlecht, nichtsnutzig, schädlich sie sind. Also erfahren sie das genaue Gegenteil von Geborgenheit, von Schutz, von Kümmern, von „ich bin auf Deiner Seite“.

Ein zentrales Beziehungsmotiv der Klienten mit paranoider Persönlichkeitsstörung ist die *Verteidigung der eigenen Grenzen und des eigenen Territoriums.*

Man kann annehmen, dass die Klienten massive Grenzverletzungserfahrungen gemacht haben, möglicherweise noch massivere als die Klienten mit passiv-aggressiver Persönlichkeitsstörung: Bezugspersonen haben kontrolliert, bestraft, abgewertet, u.U. sogar geschlagen oder sehr drastisch gestraft (wie: in den Keller einsperren, Essen verweigern u.a.). Daher liegen die biografischen Erfahrungen der PAR manchmal am Rand von Traumatisierungen und dementsprechend massiv sind auch die Schemata.

Dadurch ist das Motiv zentral wichtig geworden und steht hoch in der Motivhierarchie. Es gibt ein starkes Bedürfnis danach,

- dass Grenzen von anderen respektiert, geachtet, nicht überschritten werden;
- dass eigene Territorien von anderen als solche beachtet und geachtet werden;
- dass man eigene Territorien definieren kann und dass diese Definitionen nicht in Frage gestellt werden.

Die beiden Motive Grenzen und Solidarität sind bei vielen Klienten fast gleich stark und die mit der Frustration dieser Motive verbundenen Erfahrungen sind zentral für die Bildung der Schemata.

Ein anderes zentrales Motiv der Klienten mit paranoider Persönlichkeitsstörung ist *Autonomie.*

Auch bezüglich dieses Motivs kann man annehmen, dass die Personen in ihrer Biografie massive Einschränkungen ihrer Autonomie hinnehmen mussten: Kontrolle, Vorschriften, für-alles-verantwortlich-gemacht-werden, Einschränkungen der Entscheidungsfreiheit u. ä. Damit ist auch dieses Motiv hoch in der Hierarchie. Es ist das Bedürfnis,

- selbst über eigene Belange und sein Leben zu entscheiden;
- einen eigenen Handlungsspielraum zu haben;
- Dinge tun zu können, ohne kontrolliert, bevormundet, eingeschränkt, reglementiert zu werden.

Grenzüberschreitungen und Autonomie-Einschränkungen waren sehr wahrscheinlich mit Abwertungen, Kritik, Ablehnung verbunden: Daher kann man annehmen, dass auch das Bedürfnis nach *Anerkennung* ein zentrales Motiv der Klienten mit paranoider Persönlichkeitsstörung ist. Es ist das Bedürfnis,

- respektiert zu werden;
- positiv gesehen zu werden;
- für kompetent, fähig gehalten zu werden, insbesondere für kompetent, das eigene Leben selbst gestalten und selbst Entscheidungen treffen zu können.

Ein weiteres wichtiges Motiv ist *Wichtigkeit*. In der Biografie erhalten die Klienten keine Wichtigkeitssignale, sie erhalten den Eindruck, im Leben wichtiger Bezugspersonen keine Rolle zu spielen, ja, im Gegenteil: Sie erhalten Botschaften negativer Wichtigkeit wie: „Du störst!“, „Du bist lästig!“, „Ohne Dich wären wir besser dran!“ u. ä.

Wir denken, dass PAR die Schwerste aller reinen Persönlichkeitsstörungen ist, da

- die Klienten oft *massive* Frustrationen wesentlicher Beziehungsmotive erfahren, die manchmal wahrscheinlich schon die Grenze zur Traumatisierung überschreiten,
- die Klienten *fünf* frustrierte Beziehungsmotive aufweisen und damit auch entsprechend negative Schemata.

4.5.1.2 Dysfunktionale Schemata

4.5.1.2.1 Selbst-Schemata

Wichtige Schemata beziehen sich auf Solidarität:

- Ich bin es nicht wert, dass man an meiner Seite ist.
- Ich bin es nicht wert, dass man sich um mich kümmert.
- Ich bin es nicht wert, dass man mich schützt.
- Ich bin es nicht wert, dass man sich für mich einsetzt.

Häufig haben sich unter dem Einfluss der sehr negativen Erfahrungen auch Toxizitätsschemata gebildet:

- Ich störe.
- Ich schädige andere.

- Ich bin eine Zumutung.
- Ich bin lästig.
- Ich bin irgendwie falsch.
- Andere wären ohne mich besser dran.

Wichtige Aspekte von Selbst-Schemata beziehen sich auf Grenzen:
- Ich kann meine Grenzen nicht schützen.
- Wenn ich meine Grenzen nicht heftig schütze, wird alles noch schlimmer.
- Ich kann meine Grenzen nicht angemessen verteidigen.
- Wenn ich meine Grenzen angemessen verteidigen würde, hätte das keinen Effekt.

Ähnliche Schemata entwickeln sich hinsichtlich der Autonomie:
- Ich kann meine Autonomie nicht schützen.
- Wenn ich meine Autonomie nicht heftig verteidige, wird alles noch schlimmer.

Es bilden sich auch negative Schemata zu Anerkennung:
- Ich bin nicht ok.
- Ich bin irgendwie falsch.
- Ich bin der letzte Dreck.
- Ich bin ein Versager.
- Ich kann Erwartungen nicht erfüllen.

Sehr negative Schemata bilden sich auch im Hinblick auf Wichtigkeit:
- Ich bin nicht wichtig.
- Ich spiele im Leben anderer keine Rolle.
- Ich werde nicht respektiert.
- Ich werde nicht wahrgenommen.

4.5.1.2.2 Beziehungsschemata

Die PAR entwickeln zentral negative Schemata, die annehmen, dass andere sie schädigen wollen: Diese Schemata beeinflussen dann alle weiteren Schemata.

Zentral sind damit die Schemata zur Solidarität: Die Klienten erwarten, dass sie sich auf niemanden verlassen können. Aufgrund ihrer (traumatischen) Erfahrungen entwickeln sie aber nicht nur Schemata über *mangelnde* Solidarität, sondern auch Schemata über *negative* Solidarität: Sie nehmen an, dass andere sie intentional und aktiv schädigen wollen. Diese Schemata sind der zentrale Kern der paranoiden Störung.

Diese Schemata sind:
- Keiner ist auf meiner Seite.
- Ich kann mich nicht auf andere verlassen.
- Ich erhalte keine Hilfe und Unterstützung.
- Andere wollen mir was.
- Andere wollen mir schaden.
- Andere nutzen mich aus.

Es bilden sich negative Schemata zu Grenzen:
- Andere überschreiten meine Grenzen.
- Keiner respektiert meine Grenzen.
- Keiner achtet auf meine Grenzen.

Und dann noch, verstärkt durch die „Schädigungsannahme“:
- Andere überschreiten bewusst meine Grenzen, um mir zu schaden.

Sehr ähnliche Schemata entwickeln sich auch bezüglich der Autonomie:
- Andere schränken meine Autonomie ein.
- Andere versuchen, mich zu kontrollieren.

Und, wiederum stärkt durch die Schädigungsannahme:
- Andere wollen meine Autonomie einschränken.
- Andere wollen mich kontrollieren.

Es gibt auch negative Annahmen zur Akzeptierung:
- Andere kritisieren mich.
- Andere werten mich ab.

Und, wiederum verstärkt durch die „Schädigungsannahme“:
- Andere wollen mich kritisieren.
- Andere wollen mich abwerten.

Entsprechende Schemata entwickeln sich zu Wichtigkeit:
- Niemand respektiert mich.
- Niemand nimmt mich ernst.

Und, erneut verstärkt durch die Schädigungsannahme:
- Niemand will mich respektieren.
- Niemand will mich ernst nehmen.

4.5.1.3 Kompensatorische Schemata

Es ist nachvollziehbar, dass es im System des Klienten erforderlich ist, bei der Massivität und Negativität der Schemata auch massive kompensatorische Schemata zu entwickeln, um ein Gegengewicht zu schaffen, um nicht von der Negativität der Schemata „erdrückt“ zu werden.

4.5.1.4 Normative Schemata

Und in der Tat entwickeln die Klienten massive normative Schemata, die sich vorrangig darauf richten, sich gegen Schädigungen zu schützen, aber auch und speziell darauf, sich auf sich selbst verlassen zu können, sich gegen Grenzverletzungen zu schützen, gegen Autonomie-Einschränkungen, gegen Abwertungen und gegen Respektlosigkeiten.

Daher gibt es normative Schemata der Art:
- Sei immer wachsam!
- Achte auf alles!
- Auch Kleinigkeiten können wichtig und gefährlich sein!
- Vertraue keinem!
- Verlass Dich nur auf Dich selbst!
- Mach Dich nie abhängig!
- Erwarte nie Hilfe und Unterstützung!
- Denke immer daran, dass andere Dich schädigen, beeinträchtigen, benutzen und hintergehen wollen!
- Lass Dir nichts gefallen!
- Wehr Dich und tue das heftig, damit es einen Effekt hat!
- Zeige keine Schwäche!
- Reagiere schnell und heftig!
- Halte immer Distanz!
- Gib so wenig wie möglich von Dir preis!
- Verteidige Deine Grenzen!
- Lass niemanden auf Dein Territorium!
- Lass Dich nicht einschränken oder bevormunden!
- Lass Dich nicht kontrollieren!
- Lass Dir nichts gefallen!
- Lass niemanden die Oberhand über Dich gewinnen!
- Lass Dich nicht abwerten oder kritisieren!
- Lass nicht zu, dass man über Dich herzieht!
- Lass nicht zu, dass man respektlos mit Dir umgeht!
- Lass nicht zu, dass man Dich nicht ernst nimmt!

Die normativen Schemata lassen erkennen, dass PAR nicht nur ein Motiv nach Autonomie aufweisen, sondern darüber hinaus auch noch eine „Flucht in die Autonomie“: Sie *müssen* autonom bleiben, denn dazu kann es aus ihrer Sicht gar keine Alternative geben. Das macht aber auch deutlich, *dass PAR überaus Reaktanz-empfindlich sind.*

Alle diese Schemata führen zu hyper allergischen Reaktionen, denn bei Stimuli, die der Klienten entsprechend der Schemata als „Angriff“ interpretieren kann, werden diese Schemata heftig aktiviert und sie führen zu heftigen Reaktionen.

Die Schemata machen aber auch deutlich,
- dass die Person mit PAR sich immer in einem hyper-vigilanten Zustand befindet: Sie muss immer wachsam sein, auf alles achten, sie ist sozusagen immer auf „Defcon 5“: Sie kann nie entspannen, sich nie sicher und gelassen fühlen, nie „runterfahren“;
- dass die Person sich ständig in einem negativen state of mind befinden muss: Sie fühlt sich bedroht, in einer feindseligen Welt, schlecht und ungerecht behandelt;
- dass die Person ständig latent aggressiv ist und auch so wirken muss, denn sie muss ja ständig bereit sein, auch massiv zu reagieren.

4.5.1.5 Regel-Schemata

Es entwickeln sich auch massive Regel-Schemata, also Erwartungen an Interaktionspartner, wie man zu behandeln ist:
- Man darf nichts tun, was mich nur im Mindesten schädigt!
- Man hat meine Grenzen zu respektieren!
- Man darf ohne meine Erlaubnis meine Grenzen nicht einmal antasten!
- Man darf meine Autonomie nicht einschränken!
- Man darf nicht versuchen, mich zu kontrollieren!
- Man muss mich loben und anerkennen!
- Man muss mich respektieren, mich wahrnehmen und ernst nehmen!
- Keiner hat mich zu kritisieren!

Und auch diese Schemata reagieren hyper-allergisch: Damit ist klar, dass die Klienten sich wie ein wandelndes Pulverfass verhalten und sich auch so fühlen: Sie können gar nicht nett, umgänglich, charmant oder verbindlich sein, sie müssen verbissen sein, alles „auf die Goldwaage legen", in allem eine verborgene, bedrohliche Bedeutung wittern, eher abweisend und verschlossen sein.

4.5.2 Manipulationen

4.5.2.1 Allgemeines

Die Strategien der Klienten sind in erster Linie „Abschreckung": Sie machen Interaktionspartnern schnell und unmissverständlich klar, dass sie sich nichts gefallen lassen, dass sie gefährlich und aggressiv sein können und dass mit ihnen in keiner Weise zu spaßen ist.

Die Strategien sind eher offen und nur selten „verdeckt", sie sind für Interaktionspartner erkennbar und daher nur wenig manipulativ. Das Einzige, was daran manipulativ ist, ist, dass sie oft versuchen, gefährlicher zu erscheinen, als sie selbst sind, um ihre tatsächlichen Selbstzweifel zu verdecken.

4.5.2.2 Images und Appelle

Sie machen durchweg das Image auf: „Ich bin ein wilder Wolf, der sich nicht das Geringste gefallen lässt und der jeden Angreifer in Stücke zerreißt." Das Image, gut vorgetragen, kann sehr wirksam sein und Angst auslösen, Personen dazu bringen, den Klienten zu meiden, sich nicht mit ihm anzulegen, klein beizugeben. Images sind:
- Ich bin gefährlich.
- Ich lasse mir nichts gefallen.
- Ich schlage zurück, wenn es sein muss.
- Mit mir ist nicht zu spaßen.
- Ich werde sofort und hart zuschlagen.

Die Appelle sind:
- Lass mich in Ruhe!
- Leg Dich ja nicht mit mir an!
- Tust Du es doch, wirst Du den Kürzeren ziehen!
- Komm mir nicht zu nahe!
- Schränke mich nicht ein!
- Überschreite auf gar keinen Fall meine Grenzen!
- Werte mich nicht ab!
- Kritisiere mich nicht!
- Respektiere mich!

4.5.2.3 Interaktionsspiele

Gespielt wird vor allem das Spiel „Opfer anderer Personen", aber auch „Opfer der Umstände" und „immer ich" (vgl. Sachse, 2000). Die Spiele sollen vor allem den Eindruck vermitteln,
- dass die Person zurecht aggressiv handelt;
- dass ihre Annahmen und Interpretationen zutreffend sind;
- dass sie für den Zustand gar nichts kann; sie ist nur defensiv, sie handelt rein prophylaktisch.

4.5.2.4 Tests

Therapeuten werden massiv getestet: Denn der Klient nimmt an, dass der Therapeut genauso ist wie jeder andere, und schlimmer noch: Dass er nur deshalb so freundlich und zugewandt ist, weil er sich hinterhältig einschleimen will. Aber dann zeigt er sein wahres Gesicht und schädigt den Klienten massiv.

Der Klient versucht also, den Therapeuten zu provozieren, damit der möglichst schnell sein „wahres Gesicht" zeigt: ungehalten, aggressiv, abwertend, bevormundend, restriktiv, einschränkend usw. reagiert.

Damit wird jedoch deutlich, dass die „Demonstration der Stärke", die die Klienten pausenlos an den Tag legen, überhaupt nicht auf ein starkes und selbstsicheres Selbstschema zurückgeht: Das Ganze ist Show, ist ein aufgeblasener Drache, der andere einschüchtern soll und der verhindern soll, dass man hinter dem Drachen das kleine Würstchen wahrnimmt. (Und es dient auch dazu zu verhindern, dass der Klient es selbst wahrnimmt.) Einmal aufgeblasen, kann die Person aber gar nicht mehr auf den Drachen und das Speien von Feuer verzichten, denn dann würden die nun schon stark provozierten Gegner die Person erst recht in Stücke reißen. Also muss der Drache eher immer mehr und mehr aufgeblasen werden: Das Ganze mündet in einen fatalen Teufelskreis, aus dem die Person ohne Hilfe wohl nicht mehr entkommen kann.

4.6 Besonderheiten

4.6.1 Therapie-Gründe

Da die Störung ich-synton ist bzw. die Klienten den Eindruck haben, dass ihr Verhalten notwendig oder gerechtfertigt ist, kommen die Klienten selten wegen der Störung selbst zur Therapie. Anlässe sind oft:

- Depressionen,
- Arbeitsprobleme, Konzentrationsprobleme, Leistungsprobleme,
- „Mobbing".

4.6.2 Nähe, Distanz und Bindung

Mit den oben geschilderten Annahmen kann die Person kaum eine Person nah an sich heranlassen. Denn nähert sich ein Interaktionspartner der Person, so kann das leicht Interpretationen der Art auslösen: „Die schleimt sich ein, die will mich einseifen. Und wenn sie nah genug ist, dann kommt die Keule." Daher werden wohl nur Personen in die Nähe gelassen, die eine ganze Anzahl von Tests erfolgreich bestanden haben. Alle anderen werden auf Distanz gehalten. Und selbst die, die nahe kommen, lösen wohl noch keine Bindung aus: Denn Bindung macht abhängig, schränkt Autonomie ein, öffnet Grenzen, macht verletzlich, öffnet die Möglichkeit von Enttäuschungen. Daher werden Klienten mit paranoider Persönlichkeitsstörung mit Bindung massive Schwierigkeiten haben: Partnerschaften sind eher unverbindlich, offen, kündbar; die eigene Autonomie muss gewährleistet bleiben.

4.6.3 Ich-Syntonie, Perspektive und Vermeidung

Die Klienten mit paranoider Persönlichkeitsstörung sind von ihren Schemata und der daraus resultierenden Vermeidung darauf eingestellt, dass andere sie potenziell bedrohen, dass sie sich verteidigen *müssen*, und dass sie das gerechtfertigter weise tun. Dadurch ist die Störung ich-synton: Die Klienten glauben selbst daran, dass ihre Konstruktion die Realität ist und dass jede Änderung ihres Handelns das Problem nur verschlimmert.

Die Perspektive ist aufgrund der Schemata extrem external: Andere Personen, Situationen müssen permanent auf potenzielle Bedrohungsaspekte hin untersucht werden, da man auf alles jederzeit vorbereitet sein muss. Da die Klienten davon überzeugt sind, dass sie selbst keinen Anteil an dem Problem haben, achten sie auch nicht auf eigene Anteile. Es ist daher recht schwierig, die Perspektive zu internalisieren.

Die Vermeidung ist hoch; Versuche, den Klienten auf eigene Problemanteile aufmerksam zu machen, können als bedrohlich empfunden werden, als Versuch, dem Klienten Verantwortung „in die Schuhe zu schieben". Damit werden Klienten in der Therapie lange Zeit über vermeiden, sich mit eigenen Anteilen oder damit, dass die Kosten auf ihr eigenes Handeln zurückgehen, auseinander zu setzen.

4.6.4 Kosten

Der Klient nimmt zwar Kosten wahr wie:
- Ablehnung, Abweisung
- keine Kontakte, keine Freunde
- keine Partner
- soziale Konflikte usw.

Der Klient geht jedoch *nicht* davon aus, dass er irgendwie zu den Kosten beiträgt: er glaubt, diese Kosten kämen notwendigerweise dadurch zustande, dass andere ihn beeinträchtigen. Ja, er nimmt sogar an, dass sein eigenes Verhalten die Kosten minimiert: Wenn er sich nachgiebiger verhalten würde, dann wären die Kosten sogar noch wesentlich höher. Damit ist klar, dass es dem Klienten nur sehr schwer beizubringen sein wird, dass *er* der zentrale Kostenverursacher ist und dass er das System nur dann effektiv entschärfen kann, wenn *er* den ersten Schritt macht.

4.6.5 Hyper-allergische Reaktionen

Man muss sich darüber im Klaren sein, dass die Existenz von Schemata eine Person gegenüber bestimmten Stimuli sehr empfindlich, ja geradezu allergisch macht. Ein Schema der Art: „Jeder überschreitet meine Grenzen, schädigt mich und engt mich ein." bedeutet somit, dass die Person auf jedes Ereignis bereits heftig reagiert, was sich auch nur andeutungsweise in diese Richtung interpretieren lässt. Somit sind die Klienten völlig hyper-sensibel auf potenzielle Schädigungen (jemand hat von einem überhängenden Ast eine Kirsche gepflückt), potenzielle Intrigen (die Person kommt in ein Zimmer und zwei stoppen ihre Unterhaltung), potenzielle Kränkungen (eine Politesse vergibt ein Ticket wegen Falschparkens) usw. Somit reagieren die Klienten nicht nur sehr heftig, sie reagieren auch sehr schnell und bei absoluten Kleinigkeiten. Sie machen den Eindruck, ein wandelndes Pulverfass zu sein. Und das macht sie keineswegs umgänglich, charmant oder gar beliebt. Es besteht eine hohe Wahrscheinlichkeit, dass sie als „großes Arschloch" betrachtet werden, mit dem keiner etwas zu tun haben will. Man sollte sich aber klarmachen, dass es keineswegs die Intention der Klienten ist, als Arschloch zu erscheinen; es ist vielmehr der Kostenfaktor, der sich ergibt, weil die Klienten den Eindruck haben, keine andere Wahl zu haben, als sich so zu verhalten.

4.6.6 Keine flexible Reaktion

Aus den Schemata resultiert das Handeln, dass die Klienten mit paranoider Persönlichkeitsstörung sich nicht angemessen wehren können (also keinen „flexible response" hinbekommen), sondern sich gezwungen sehen, sofort massiv und heftig und damit aus Sicht der Interaktionspartner massiv überzogen zu reagieren. Denn sie glauben, dass alles andere als Schwäche ausgelegt wird und sie sich Schwäche auf keinen Fall leisten können, weil es den potenziellen Gegner ermuntern könnte, noch mehr Schaden anzurichten. Dass die Klienten damit eine geradezu lehrbuchmäßige selbsterfüllende Prophezeiung erzeugen, ist ihnen nicht klar: Natürlich reagieren die meisten Interaktionspartner nach kurzer Zeit wirklich heftig, da sie sich massiv missverstanden, abgelehnt und provoziert fühlen. Die Klienten mit paranoider Persönlichkeitsstörung fassen das Verhalten der anderen jedoch als Bestätigung ihrer Schemata auf. Andere sind gefährlich und man *muss* sich massiv wehren.

4.6.7 Isolation

Die Personen wirken auf andere Interaktionspartner nicht nur unnahbar, sondern gefährlich: Als jemand, mit dem „nicht gut Kirschen essen ist". Damit sind die Personen oft hochgradig isoliert. Und diese Isolation hat wiederum zur Folge, dass sie nicht in der Lage sind, ihre Konstruktionen und Interpretationen sozial zu validieren. Dadurch „schmoren sie ständig im eigenen Saft": Ihre Interpretationen werden immer absurder und lösen sich immer mehr von der Realität ab. Dazu schaffen die Personen durch ihr Verhalten tatsächlich negative Effekte: Andere meiden sie, sind ärgerlich und abweisend. Die Personen produzieren damit in sehr hohem Maße selbsterfüllende Prophezeiungen, die ihre Interpretationen und Annahmen weiter bestätigen. Die Klienten sitzen in einem Teufelskreis fest.

4.7 Therapie

4.7.1 Allgemeine Grundhaltungen und Regeln

Die paranoiden Klienten sind extrem schwierige Klienten: Sie wirken unfreundlich bis feindselig, attribuieren ihre Probleme extrem external, fordern hohe Solidarität, reagieren extrem empfindlich auf vermeintliche Grenzverletzungen und Autonomie-Einschränkungen und Therapeuten laufen ständig Gefahr, missverstanden zu werden und dann „in die Feind-Kategorie" eingeordnet zu werden.

Daher sollten Therapeuten hier für sich in therapiezentrierter Selbsterfahrung klären, ob sie mit diesen Klienten arbeiten können, oder ob die Klienten u. U. schnell die eigenen Schemata der Therapeuten so triggern, dass die Therapeuten „ihre Akzeptanz verlieren, aber ihre Echtheit nicht" und dem Klienten dann mit Aggression begegnen. Das würde sich sofort verheerend auf die Therapeut-Klient-Beziehung auswirken. Auch Machtkämpfe würden die Therapeut-Klient-Beziehung sofort zerstören, da die Klienten dies sehr wahrscheinlich sofort als „feindseligen Akt" interpretieren würden.

Ein Therapeut sollte daher für sich klären,

- ob er die Handlungen der Klienten als Teil des Klienten-Problems wahrnehmen kann;
- ob er dem Klienten akzeptierend und respektvoll begegnen kann;
- ob er sich komplementär zur Autonomie verhalten kann.

> Therapeuten müssen hier zu Therapiebeginn *extrem geduldig* sein: Sie müssen *dem Klienten sehr viel Kontrolle über den Prozess überlassen*, sich sehr stark komplementär verhalten und „nichts für den Klienten wollen“: Sie sollten nicht die Vorstellung haben, Inhalte schnell zu klären, dem Klienten „schnell zu helfen“: *Der Klient bestimmt die Kante des Möglichen* und die ist oft sehr schnell erreicht. Der Therapeut kann sich nur sehr langsam vortasten und muss immer eruieren, was gerade möglich ist und was nicht. Übt ein Therapeut Druck aus, stagniert der Prozess sofort.

Andererseits darf ein Therapeut sich aber auch nicht in das System des Klienten verwickeln lassen und sich mit dem Klienten (gegen andere) solidarisieren: Genau das kann der Klient aber erwarten und sauer reagieren, wenn der Therapeut dies nicht tut.

Wichtig ist auch, dass der Therapeut keine Angst vor dem Klienten hat, sich nicht vom Klienten einschüchtern lässt und sich nicht vom Klienten veranlassen lässt, die therapeutischen Regeln zu verlassen.

4.7.2 Therapie-Phasen

Wie immer besteht die *erste Therapiephase* in komplementärer Beziehungsgestaltung: Diese ist bei PAR schon recht schwierig, denn ein Therapeut muss hier eine Gradwanderung machen: Er muss sich komplementär verhalten, darf aber weder die Inhalte des Klienten (als Realitätssichten) bestätigen, noch darf er sich mit dem Klienten solidarisieren. Er darf lediglich die *Sichtweise* des Klienten aufnehmen, verstehen und akzeptieren. Das kann dem Klienten u. U. aber nicht reichen und der Klient kann den Therapeuten als zu wenig empathisch wahrnehmen. Geht der Therapeut aber zu stark auf den Klienten ein, kann es sein, dass er die Sichtweise des Klienten zu stark bestätigt. So macht der Therapeut hier ständig eine Gradwanderung.

Eine Explizierung von Beziehungsmotiven kann ein Therapeut versuchen; sie wird jedoch manchmal vom Klienten missverstanden im Sinne eines Regel-Schemas: Der Therapeut sagt z. B. „Sie wünschen sich ein hohes Ausmaß an Solidarität.“ und der Klient sagt: „Das kann man ja wohl auch von anderen erwarten.“

In *Phase 2*, wenn der Therapeut schon zumindest etwas Beziehungskredit hat, kann er vorsichtig versuchen, Schemata zu klären und empathisch zu explizieren: Auch hier ist er aber schnell an der Kante des Möglichen und kann nur sehr langsam vorgehen. Biografische Arbeit kann möglich sein und daran kann ein Therapeut manchmal die Entwicklung von Schemata aufzeigen.

Konfrontative Interventionen sind erst sehr spät und dann nur vorsichtig möglich: Klienten können nur sehr langsam einsehen, dass *sie* die Kosten produzieren und dass das Problem im Wesentlichen durch ihre Schemata zustande kommt. Meist ist das nur ansatzweise zu erreichen und ein Therapeut sollte dann versuchen, mit diesen Ansätzen konstruktiv weiterzuarbeiten.

In *Phase 3* versucht der Therapeut dann, Schemata zu klären und zu explizieren: Unserer Erfahrung nach kann man hier auch nur eine oberflächliche Klärung erreichen, aber immerhin *kann* man Schema-Aspekte herausarbeiten, die man in *Phase 4* bearbeiten kann.

Unserer Erfahrung nach sind innerhalb der von Krankenkassen genehmigten Stunden-Zahlen keine großen Veränderungen erreichbar, da ein Therapeut schon für den Aufbau von Beziehungskredit oft schon 20–30 Stunden benötigt. Danach kann man an einigen Schemata arbeiten: Oft kann man das System etwas entspannen, vor allem dadurch, dass man dem Klienten deutlich macht, dass er deutlich stärker ist, als er bisher angenommen hatte und dass er deshalb den ständigen hohen Alarmzustand nicht braucht.

4.7.3 Komplementarität zur Motivebene

Bei PAR kann man mit Sicherheit davon ausgehen: Ohne Beziehungskredit läuft in der Therapie überhaupt nichts. Und ohne komplementäre Beziehungsgestaltung baut ein Therapeut keinen Beziehungskredit auf!

Zunächst mal ist es wichtig, dass der Therapeut den Klienten *respektvoll* behandelt: Der Therapeut schätzt den Klienten und macht klar, dass er ihn als kompetent, umsichtig, leistungsfähig einschätzt, als jemanden, der für sich sorgt, der sein Leben selbst führen und gestalten und damit auch selbst bestimmen kann. Diese Aspekte sollte der Therapeut *immer wieder* deutlich machen, *explizit sagen*, aber auch immer wieder anklingen und durchscheinen lassen: *Der Klient ist kompetent und kann sein Leben selbst bestimmen.*

Besonders wesentlich ist jedoch, *dass der Therapeut ein extrem hohes Maß an Transparenz realisiert* und dem Klienten deutlich macht, dass er ihn nie einschränken, bevormunden, kontrollieren oder seine Grenzen verletzen will; also gibt er dem Klienten Botschaften wie:

- Ich möchte hier in der Therapie absolut nichts tun, was Sie nicht möchten.
- Ich möchte Sie auf keinen Fall bevormunden, einschränken oder kontrollieren.
- Sie entscheiden immer, ob Sie einen Vorschlag von mir akzeptieren möchten oder nicht.
- Ich möchte Ihnen alles erläutern, was wir tun, warum ich es tue, welche Ziele ich habe.
- Sollten Sie irgendwelche Fragen haben, fragen Sie mich sofort.
- Sollte Ihnen etwas nicht gefallen, melden Sie sich sofort; ich werde mich dann sofort damit auseinandersetzen.
- Mir ist es auch wichtig, Ihre persönlichen Grenzen nicht zu überschreiten; ich werde mich bemühen, es nicht zu tun.
- Da ich aber kein Telepath bin, kann es sein, dass ich doch mal eine Grenze überschreite; ich bitte Sie, mich dann darauf aufmerksam zu machen.
- Ich kann und will Ihnen in der Therapie gar nichts vorschreiben; ich kann Ihnen immer nur Vorschläge machen; Sie entscheiden in jedem Fall, ob Sie diese Vorschläge akzeptieren wollen oder nicht.
- Prüfen Sie das genau; es ist gut, wenn Sie skeptisch sind, denn dann kann nichts passieren, was Sie nicht wollen.

Der Therapeut bleibt konsequent bei dieser Linie: Es passiert nichts, was der Klient nicht will. Der Therapeut will nichts *für* den Klienten; er macht Vorschläge, gibt aber keine Anweisungen. Er überschreitet möglichst Grenzen nur so vorsichtig wie möglich und schränkt den Klienten nicht in seiner Autonomie ein. Der Therapeut gibt dem Klienten viel Anerkennung, respektiert ihn, gibt ihm viel Aufmerksamkeit, hört ihm aufmerksam zu, unterbricht ihn nicht, stellt ihn nicht in Frage etc.

Bevor ein Therapeut irgendetwas tut, was über die Realisation von Komplementarität hinausgeht, sollte er Beziehungskredit haben. Das aber ist genau das zentrale Problem bei Klienten mit paranoider Persönlichkeitsstörung. Also macht der Therapeut in den ersten 3–6 Stunden *nichts anderes als Beziehungskredit aufzubauen.*

Der Therapeut
- signalisiert Akzeptierung des Klienten;
- signalisiert, dass er den Klienten respektiert, seine Grenzen respektiert, seine Autonomie respektiert (s. o.);
- signalisiert, dass er versteht, wie der Klient sich fühlt, dass er glaubt, sich verteidigen zu müssen usw.; alle Konstruktionen werden vom Therapeuten als Konstruktionen des Klienten (nicht als die Realität) nachvollzogen und verstanden, ohne dass der Therapeut sich solidarisiert;
- „füttert" den Klienten, indem er deutlich macht,
  - dass er den Klienten für kompetent hält, für selbstbestimmt usw.;
  - dass er eine gewisse Skepsis des Klienten für angemessen hält;
  - dass er wahrnimmt, dass der Klient sehr gut für sich sorgt und seine Grenzen gut schützt;
  - dass er den Klienten für autonom hält, für jemanden, der weiß, was er will und der gut Entscheidungen treffen kann;
  - dass der Klient jemand ist, der sich nichts gefallen lässt, *usw.*

Der Therapeut sollte versuchen, so viele Aspekte wie möglich positiv zu konnotieren, um dem Klienten damit deutlich zu machen,
- dass er ihn nicht ablehnt, sondern akzeptiert;
- dass er ihn nicht für schwach hält, sondern für kompetent;
- dass er viele Eigenschaften des Klienten für ok hält.

Dies ist wichtig, da der Klient mit Angriff, Abwertung usw. rechnet; der Therapeut darf somit all diese Annahmen *nicht* bestätigen.

Transparenz ist bei paranoiden Klienten ebenso wichtig wie bei passiv-aggressiven Klienten: Alles, was wir dazu bei Passivaggressiven ausgeführt haben, gilt ebenso hier. Ein Therapeut sollte im Zweifel eher zu viel an Transparenz-Interventionen realisieren als zu wenige.

4.7.4 Explizierung der Beziehungsmotive

Bei Klienten mit paranoider Persönlichkeitsstörung erfolgt diese Intervention erst vergleichsweise spät, erst dann, wenn es dem Klienten bereits gelungen ist, etwas Beziehungskredit aufzubauen. An sich wirkt auch bei Klienten mit paranoider Persönlichkeitsstörung die Explizierung der Beziehungsmotive nicht sonderlich konfrontativ; dennoch kann es dem Klienten zu weit gehen, wenn er dem Therapeuten noch gar nichts von sich preisgeben will. Ist der Klient dann bereit, dann kann die Explizierung weiteren Beziehungskredit schaffen, da der Klient sich vom Therapeuten stark verstanden fühlen kann: Der Therapeut versteht, wie wichtig dem Klienten der Schutz des eigenen Territoriums ist, was eine Einschränkung der Autonomie für ihn bedeutet u. a. Wichtig ist auch, dass dem Klienten die Motive repräsentiert werden und ihm durchweg klar wird, dass *die Motive an sich völlig in Ordnung sind.* Die Motive kann und soll der Klient auch behalten, er braucht sein Bedürfnis nach Autonomie ja gar nicht aufzugeben oder gar sein Bedürfnis nach Territorialität zu ignorieren. Der Therapeut sollte hier auch sehr aktiv deutlich machen, dass die Motive in Ordnung sind und der Klient darauf nicht zu verzichten braucht.

4.7.5 Komplementarität zur Spielebene

Das größte Problem für den Therapeuten stellt die massive Forderung von Solidarität durch den Klienten dar. Der Klient schildert Ereignisse, in denen ihm, nach seiner Ansicht, Unrecht geschehen ist. Und dabei kann er den Therapeuten indirekt oder auch ganz direkt auffordern, sich mit ihm *gegen* den vermeintlichen Angreifer zu solidarisieren.

Der Therapeut ist dann in einem Dilemma:
- Solidarisiert er sich, stabilisiert er das System des Klienten, bestätigt, auch noch als *Experte*, die Annahmen des Klienten.
- Solidarisiert er sich nicht, dann verliert er u. U. das Vertrauen des Klienten und kann keinen Beziehungskredit aufbauen.

Der Therapeut kann hier einen Kompromiss versuchen. Er kann sagen:
- Ich kenne die Situation, die Sie schildern, nicht, und ich kenne auch Herrn X nicht. Daher kann ich von mir aus auch gar nicht beurteilen, was X wollte oder warum er es so getan hat. Ich kann und möchte daher dazu gar nicht Stellung nehmen. Und vielleicht auch:
- Es ist auch von sehr großer Bedeutung, dass ich als Therapeut neutral bleibe. Anders als ein Freund, kann ich meine Aufgaben am besten dann erfüllen, wenn ich nicht Stellung nehme. Denn nur dann kann ich die Situation zusammen mit Ihnen unvoreingenommen analysieren.
- Aber gehen wir mal davon aus, dass die Situation so ist, wie Sie sie schildern: Dann würde ich gerne noch etwas besser verstehen, was Sie getan haben, was Sie wollten, was Sie gedacht haben usw.

Der Therapeut sollte sich *auf keinen Fall* mit dem Klienten gegen einen Dritten solidarisieren; ein solches Verhalten ist völlig untherapeutisch! Der Therapeut kann aber loyal sein, er kann dem Klienten anbieten, mit ihm zusammen zu analysieren, was sich ereignet hat, und er kann die Einschätzung des Klienten *als Einschätzung des Klienten* (nicht als die Realität!) akzeptieren. Sollte der Klient jedoch darauf bestehen, dass ich mich als Therapeut gegen einen Dritten solidarisiere, nach dem Motto: „Entweder, Sie sind für mich und solidarisieren sich mit mir, oder Sie sind gegen mich!“, dann würde ich nicht mit dem Klienten arbeiten: Denn ich lasse mich *nicht* veranlassen, zentrale therapeutische Regeln zu brechen: Ich muss dem Klienten dann mitteilen, dass ich das nicht tue und warum ich es nicht tue.

4.7.6 Ressourcen-Aktivierung

Von Anfang an sollte ein Therapeut bei diesen Klienten in hohem Maße Ressourcen aktivieren. Beispielsweise sollte der Therapeut

- den Klienten für alles loben, was der Klient (einigermaßen) korrekt, richtig, funktional macht, was er verbessert, worüber er reflektiert, was er verändern will etc.;
- den Klienten verstärken, wenn dieser Annahmen in Frage stellt, Perspektiven verändern kann, Sichtweisen variieren kann;
- den Klienten aufmerksam machen und loben, wenn dieser anderen vertraut, anderen nicht misstraut, Beziehungen nicht in Frage stellt;
- dem Klienten verdeutlichen, dass dieser über Stärken und Kompetenzen verfügt, über interaktionelle Stärke, Kompetenzen, sich angemessen zu wehren, seine Grenzen gut zu schützen.

4.7.7 Staunen zur Verfügung stellen

Die Intervention „Staunen zur Verfügung stellen“ ist eine, die wir ursprünglich für die Arbeit mit psychosomatischen Klienten entwickelt haben (Sachse, 1990, 1993, 1995a, 1995b, 1995c, 1997a, 1997b, 1997c, 1998, 2006c, 2007b). Dabei

- macht der Therapeut einen bestimmten Aspekt der Inhalte des Klienten salient
- und stellt darüber sein Erstaunen zur Verfügung: er wundert sich darüber, dass der Klient es so tut, sieht, interpretiert etc.
- und er macht deutlich, *warum* er sich wundert, da er Aspekte anders sieht als der Klient.

Durch dieses Vorgehen

- soll der Klient auf bestimmte Aspekte aufmerksam werden,
- soll der Klient diese Aspekte in Frage stellen
- soll der Klient erkennen, dass er diese Aspekte anders sehen, wahrnehmen, interpretieren kann,
- soll der Klient erkennen, dass es dazu gute Gründe gibt.

Vor allem im Zusammenhang mit Interventionen der Ressourcenaktivierung kann der Therapeut dies verwenden. Dabei

- macht der Therapeut zuerst einen Sachverhalt deutlich: so macht der Therapeut z. B. explizit, dass der Klient auf eine minimale Bedrohung schnell und heftig reagiert,

- dann stellt der Therapeut Staunen zur Verfügung: der Therapeut macht deutlich, dass ihn diese Reaktion des Klienten hochgradig erstaunt,
- der Therapeut macht die Implikation explizit: er macht deutlich, dass, seiner Erfahrung nach, eine Person nur dann so reagiert, wenn sie glaubt, dass sie nicht stark sei und nicht souverän sein kann,
- der Therapeut formuliert sodann eine gegenteilige Annahme über den Klienten: der Therapeut äußert, dass er dagegen den Klienten für äußerst stark und kompetent hält,
- der Therapeut formuliert ein alternatives Handeln: daher denkt der Therapeut, dass der Klient aufgrund seiner Stärke doch eigentlich völlig ruhig und gelassen auf solche Provokationen reagieren könnte

4.7.8 Herausarbeitung der Schemata

Die Explizierung der dysfunktionalen Schemata ist bei Klienten mit paranoider Persönlichkeitsstörung deutlich schwieriger als bei anderen Persönlichkeitsstörungen und sollte erst deutlich später erfolgen. Der Therapeut sollte hier immer „an der Kante des Möglichen" arbeiten, also Schemata oder Schema-Aspekte versuchsweise verbalisieren und explizieren und testen, ob der Klient sie schon akzeptieren kann oder sie noch vermeidet.

Reagiert der Klient aggressiv, dann lässt der Therapeut die Aussage stehen: „Das war mein Eindruck, aber vielleicht irre ich mich ja auch." und lässt dann eine Zeit lang die Finger von solchen Verbalisierungen. Akzeptiert der Klient die Explizierung, dann baut sie der Therapeut langsam und vorsichtig aus. (Wichtig kann auch eine Kombination der Schema-Explizierung und biografischer Arbeit sein: Durch die Bearbeitung der Biografie kann der Therapeut dem Klienten deutlich machen, dass dieser bestimmte Annahmen bilden *musste,* und dass die Bildung dieser Annahmen sich gut aus der Situation heraus verstehen lässt und: Dass es nicht ehrenrührig ist, solche Annahmen zu haben.)

Wichtig bei den Explizierungen von Schemata, die konfrontativ wirken könnten, ist auch, dass der Therapeut sie mit „Füttern" verbindet. Zum Beispiel: „Ich habe den Eindruck, dass Sie auf kleine Übergriffe schon sehr empfindlich reagieren und das erstaunt mich, denn Sie erscheinen mir sehr entschlossen und stark. Aber wenn man stark ist, muss man eigentlich nicht auf jede Kleinigkeit reagieren, man kann eigentlich gelassen bleiben. Daher wundert mich Ihre schnelle Reaktion. Ich würde gern mit Ihnen zusammen anschauen, wie sie zustande kommt."

Wichtig ist hier, dass der Therapeut Umschreibungen für das Verhalten des Klienten findet, die *nicht* abwertend, ja nicht einmal *bewertend* klingen: Daher sind Euphemismen und „Weichspüler" gefragt. Wann immer möglich,

- sollte das Verhalten des Klienten positiv konnotiert werden;
- jedoch mit (noch besseren) Alternativen verglichen werden;

- sollte der Therapeut sein Staunen darüber zur Verfügung stellen, warum der Klient genau so reagiert, wo ihm doch Alternativen ohne Weiteres zuzutrauen wären;
- sollte der Therapeut trojanische Pferde verwenden, um die Intervention am System des Klienten anzudocken.

Der Therapeut muss notwendigerweise die Schemata des Klienten in Frage stellen; aber er muss es so tun, dass der Klient sich nicht angegriffen fühlt. Und deshalb *wundert* der Therapeut sich: Wieso reagiert der Klient gerade so, wenn er doch auch durchaus anders reagieren könnte? Der Therapeut traut dem Klienten andere Handlungen zu, er hält ihn für kompetent, stark genug dazu. Und er möchte lediglich verstehen und mit dem Klienten gemeinsam klären, wieso der Klient gerade so und nicht anders reagiert. Der Klient darf durchaus so reagieren, wie er reagiert; der Therapeut will dem Klienten das gar nicht nehmen. Aber man könnte ja mal versuchen, es zu verstehen.

Und genau wie bei Klienten mit narzisstischer Persönlichkeitsstörung macht der Therapeut dem Klienten deutlich, dass die Motivation dafür, an eigenen Annahmen und Verhaltensweisen zu arbeiten, nicht daraus resultiert, dass der Klient sich falsch verhält oder Probleme hat. Die Motivation, so macht der Therapeut deutlich, resultiert vielmehr daraus, *dass der Klient vielleicht noch einiges verbessern könnte, insbesondere, da der Therapeut ihn für stark und kompetent hält.* Und jemand wie der Klient, der ja gut für sich sorgen kann, könnte vielleicht sogar noch besser für sich sorgen, indem er mal genau schaut, was er tut, warum er es tut und wie er noch effektiver handeln könnte. Ein solches Anliegen kann der Klient durchaus akzeptieren (vorausgesetzt, er vertraut dem Therapeuten bereits; dies scheint auch dafür eine Voraussetzung zu sein); er kann es akzeptieren ohne Gesichtsverlust, ohne das Gefühl, erneut bedroht zu werden, ohne das Gefühl, in seiner Entscheidung eingeschränkt zu werden. Und das ist wesentlich, denn wenn der Klient glaubt, dass er kritisiert, abgewertet, eingeschränkt wird, dann erzeugt das unmittelbar Reaktanz; also benötigt der Therapeut *Reaktanz-Entlastungsstrategien.* Und die bestehen darin, dem Klienten deutlich zu machen, dass eine Person mit seinen Möglichkeiten mehr aus dem eigenen Leben machen kann: Der Therapeut muss dem Klienten ein Angebot machen, das er nicht ablehnen kann.

4.7.9 Transparentmachen der Spielebene

Es erscheint mir fraglich, ob ein Therapeut bei Klienten mit paranoider Persönlichkeitsstörung überhaupt manipulative Aspekte aufdecken sollte. Allenfalls interaktionelle Ziele sollten transparent gemacht und in dem Sinne bearbeitet werden, dass der Klient darüber nachdenkt, ob er sie nicht aufgeben oder ob er sie mithilfe besserer Strategien erreichen kann. Alle anderen Interventionen in Richtung Transparenz sind extrem gefährlich, da sie massiv mit Reaktanz beantwortet werden könnten. Daher sollte der Therapeut die Motivation des Klienten gar nicht aus den Kosten ableiten und auch gar nicht aus der Erkenntnis *ungünstiger* Strategien, sondern daraus, dass der Klient *günstigere* Strategien findet. Natürlich wäre es auch hier gut, wenn der Klient eine Repräsentation davon bilden würde, was er tut und welche Effekte das hat; denn das wäre für eine effektive Selbstregulation förderlich. Jedoch erscheint bei Klienten mit paranoider Persönlichkeitsstörung dieses Therapieziel nur sehr schwer erreichbar zu sein und die dahin führenden Strategien können die gesamte Therapie gefährden. Daher sollte darauf lieber verzichtet werden.

4.7.10 Umgang mit Tests

Zentral ist auch schon zu Therapiebeginn der Umgang mit Tests. Der Klient kann
- dem Therapeuten böswillige Absichten unterstellen;
- dem Therapeuten unterstellen, ihn nur „einwickeln" zu wollen;
- dem Therapeuten unterstellen, dass er eigentlich schlecht vom Klienten denkt, aber dem Klienten eine Fassade vormacht usw.

Der Therapeut sollte darauf ganz gelassen und ganz zugewandt reagieren und er sollte
- die Aussagen des Klienten verbalisieren, und zwar so, dass er weiß, *dass er persönlich gemeint ist* (z. B.: „Sie glauben, dass *ich* etwas gegen Sie habe ...); damit sollte er „dem Drachen ins Auge schauen und sich *nicht* verstecken;
- dann sollte er sagen, was er meint: „Nein, ich habe nichts gegen Sie, sondern ich würde nur gern mit Ihnen ...);
- und danach: „Ich kann aber verstehen, wenn es Ihnen schwerfallen sollte, mir das zu glauben. Ich kann auch nur versuchen, es Ihnen immer wieder deutlich zu machen und würde Sie bitten: Probieren Sie mich aus! Behalten Sie Ihre Skepsis und prüfen Sie mich genau. Ich möchte, dass Sie sich ganz sicher sind, bevor Sie sich entschließen, mit mir zu arbeiten."

Der Therapeut macht folgende Punkte deutlich:
- Er reagiert auf den Test positiv, nicht aggressiv.
- Er findet den Test in Ordnung.
- Er möchte den Test bestehen.
- Er möchte dem Klienten aber auch nichts einreden.

4.7.11 Biografische Arbeit

Oft lassen sich Klienten mit PAR auf eine biografische Arbeit nicht ein: Die Vergangenheit ist oft hoch aversiv und die Klienten wollen „nichts mehr damit zu tun haben". Falls der Klient es aber zulässt, ist es sinnvoll, auch hier an der Frage zu arbeiten: „Wie bin ich an meine Schemata/Überzeugungen gekommen?"

Besonders wichtig ist, dass ein Therapeut dabei deutlich macht:
- Der Klient hat sehr spezifische Erfahrungen, u. U. nur *mit einer einzelnen Person* gemacht;

- er hat diese Erfahrungen „auf alle Menschen generalisiert";
- dies ist aufgrund seiner damaligen Situation verständlich und nachvollziehbar;
- aber der Klient kann es heute, aus seiner jetzigen Position heraus, hinterfragen: Ist es wirklich zwingend, dass alle Interaktionspartner so sind?
- Der Klient musste die Behandlung als Kind so hinnehmen, weil er ein Kind war.
- Der Klient ist aber kein Kind mehr und er sollte sich bewusst werden, dass er heute sehr viel mehr Ressourcen hat.
- Also können die Dinge, die ihm als Kind widerfahren sind, als Erwachsener gar nicht mehr passieren.
- Und aufgrund seiner neuen Möglichkeiten kann und sollte er die Gefahren und Bedrohungen, denen er tatsächlich ausgesetzt ist, heute neu bewerten.

4.7.12 Bearbeitung von Schemata

Eine Schema-Bearbeitung erfolgt in der Therapie mit PAR erst relativ spät im Prozess. In aller Regel können hier nur relativ oberflächliche Schemata bearbeitet werden, da es oft nicht möglich ist, in der zur Verfügung stehenden Therapiezeit zentrale Schemata herauszuarbeiten. Aber auch diese Schemata können im Ein-Personen-Rollenspiel (EPR) bearbeitet werden.

Wesentlich ist es vor allem, im EPR Ressourcen-Aktivierung zu betreiben: Es ist wichtig, dem Klienten klar zu machen,

- dass er genügend Kompetenzen und genügend Stärken hat, seine Grenzen effektiv zu verteidigen und eine Einschränkung seiner Autonomie effektiv zu verhindern;
- dass er in der Lage ist, heute, als Erwachsener, seine Grenzen auch noch dann effektiv zu schützen, wenn andere sie schon überschritten haben;
- dass er deshalb seinen eigenen Kompetenzen vertrauen kann und deshalb nicht ständig in Alarmbereitschaft sein muss;
- dass nicht alle Menschen feindselig und gefährlich sind und dass man manchen vertrauen kann;
- dass man lernen kann, welchen man vertrauen kann und welchen nicht;
- dass er *nicht* toxisch und lästig für andere ist, dass er wichtig und ok ist;
- dass es auch Menschen geben kann, die solidarisch und zuverlässig sind und selbst wenn sie es nicht sein sollten, dass er dann trotzdem klarkommt.

4.7.13 Spezifische Interventionen

Sollte sich der Klient dazu entscheiden, andere Strategien zu entwickeln, um Grenzen zu schützen usw., dann kann der Therapeut diese mit dem Klienten systematisch entwickeln und üben. Dies ist wichtig, da man davon ausgehen kann, dass Klienten mit paranoider Persönlichkeitsstörung in Bezug auf „normale" Interaktionsstrategien Kompetenzdefizite aufweisen.

Ein Therapeut kann dem Klienten hier entsprechende Trainingsangebote machen: Allerdings im Sinne „Trojanischer Pferde“ (Sachse, 2001b, 2004c, 2013; Sachse, Sachse & Fasbender, 2010): Der Therapeut kann dem Klienten deutlich machen, dass er durch solche Trainings „noch besser“, „noch kompetenter“ werden kann und dass er seine Möglichkeiten, sich effektiv zu schützen, noch effektiver machen kann.

4.8 Beispiel eines Therapieprozesses mit einer paranoiden Klientin

Die Klientin ist eine 38-jährige Frau, unverheiratet, arbeitet in Aushilfsjobs. Sie kommt wegen akuter Konflikte am Arbeitsplatz in die Therapie. Die Therapeutin (M.S.) hat schnell die Hypothese, dass die Klientin paranoide Züge aufweist und verhält sich von Anfang an komplementär.

4.8.1 Das Transkript

Th1: Ja Frau X. was führt Sie zu mir?

Kl1: Bevor wir anfangen. Ich hab nicht so gute Erfahrungen gemacht mit so Therapeuten. Und ich wollte fragen, wer hier eigentlich die Dokumentationen liest. Sie werden ja vermutlich irgendwas aufschreiben. Wer wird das denn lesen? Haben Sie irgendwelche Sprechstundenhilfen oder sowas?

Th2: Ich mache Stichworte nach der Therapie für meine Privatakte, damit ich mich orientieren kann, auch in der nächsten Stunde, damit wir den Faden nicht verlieren. Das sind aber nur meine Privatdokumente, da geht keiner dran. Die werden auch verschlossen und da gehen auch Sprechstundenhilfen nicht dran.

Kl2: Mhm. Und dann müssen Sie aber irgendwann so einen Bericht schreiben, ne? Wer liest denn den?

Th3: Wir müssen einen Bericht schreiben, also einen Antrag, einen Krankenkassenantrag, wenn Sie es über die Krankenkasse abrechnen wollen. Und das liest der medizinische Gutachter der Krankenkassen, der dann die Stunden bewilligt. Aber ich mache das immer so, dass, bevor ich den abgebe, ich ihn mit Ihnen durchgehe.

Kl3: Ok.

Th4: Das heißt Sie können das lesen, Sie können auch sagen, bestimmte Dinge möchten Sie nicht drin haben, dann werde ich das selbstverständlich berücksichtigen. Also es geht nichts raus, was Sie nicht wollen oder was Sie nicht genehmigen.

Kl4: Ja ist gut. Ok. Gut. Ja ok. Das ... das finde ich in Ordnung, ok. Ja gut, dann können wir ja anfangen. Also ich bin da, weil ich Schwierigkeiten habe mit meinem Lebensunterhalt. Mir ist das nicht so ganz klar, was da eigentlich das Problem ist. Also es ist so, ich fange einen neuen Job an und dann schmeißen die mich vor Ende der Probezeit raus. Ich kann mich nicht wehren. Und irgendwie scheint das schwierig zu sein ... immer. Und ich ... ja jetzt so langsam habe ich das Problem, dass ich in der Nähe keine Jobs mehr finde und ich muss irgendwo von leben. So.

Th5: Ja. Das heißt, jetzt wird's eng.

Kl5: Richtig. Genau, ja.

Th6: Sie sagten, Sie verlieren die Jobs, aber Sie wissen eigentlich nicht so genau, warum. Haben Sie eine Idee, wie das passiert? Weil Sie sagten, es passiert immer wieder, das ist ja erstaunlich. Das erstaunt Sie ja offensichtlich selbst.

Kl6: Naja, also irgendwie scheine ich schwierig zu sein. Aber gut, keine Ahnung. Ich weiß es nicht. Ich weiß es nicht.

Th7: Haben Sie da mal Rückmeldung bekommen?

Kl7: Nee. Nö, es ist immer so, dass ich einfach draußen bin. Pech gehabt. Keine Ahnung.

Th8: Bahnt sich das denn irgendwie an? Oder passiert das von heute auf morgen?

Kl8: Das ist sehr unterschiedlich, was da passiert.

Th9: Mhm. Haben Sie mal ein Beispiel? Also ich würde es einfach gerne verstehen. Und ich habe den Eindruck, Sie würden es selber auch gerne verstehen wollen.

Kl9: Ich würde gerne, dass es aufhört.

Th10: Ja, aber es wird ja nicht aufhören, ohne dass Sie etwas tun. Verstehen Sie, wenn Sie warten, dass die anderen etwas tun, das ist Ihnen ja auch klar, dann wird das wahrscheinlich nicht passieren. Also gibt es ja nur diese beiden Alternativen. Sie gucken was könnten Sie machen, wie könnten Sie es beeinflussen ... oder Sie beeinflussen es nicht. Und ich würde Ihnen gerne helfen, dass es aufhört.

Kl10: Ja, ehrlich gesagt, dachte ich, Sie könnten mir so etwas sagen wie, keine Ahnung, wie ich mich besser verhalten soll oder so. Keine Ahnung.

Th11: Ja, das glaube ich, das Problem ist ganz sicher schwierig! Ja, aber dann müssten wir genau verstehen, wie Sie sich verhalten. Verstehen Sie, weil besser heißt ja im Grunde, wir müssten gucken was Sie verbessern können.

Kl11: Also zum Beispiel hat mir mal jemand gesagt, ich hätte so einen starren Blick. Also wenn ich mit Kunden arbeite, dann soll ich irgendwie komisch starr gucken. Das finde ich jetzt auch relativ albern, ehrlich gesagt, aber bitte. So, das heißt ich müsste jetzt irgendwelche Strategien finden, mit den Kunden anders zu sprechen.

Th12: Was soll das denn heißen, starrer Blick?

Kl12: Keine Ahnung.

Th13: Heißt das, Sie schüchtern andere ein? Ist das die Bedeutung?

Kl13: Kann sein.

Th14: Helfen Sie mir, aber starrer Blick ist ja erstmal ... (zuckt mit den Schultern).

Kl14: Kann sein. Finden Sie, dass ich Sie einschüchtere?

Th15: Überhaupt nicht.

Kl15: Sehen Sie. Ich verstehe es auch nicht. Ich weiß es nicht. Ich verstehe auch nicht was da schief läuft. Also ... (seufzt).

Th16: Mhm. Wie geht es Ihnen denn mit Kunden? Wir können ja einfach mal gucken. Wie sehen die Situationen aus? Erzählen Sie doch mal.

Kl16: Ja, ich wollte es gerade erzählen.

Th17: Mhm. Sehr gut.

Kl17: Also mein letzter Job war bei McDonalds. Und da kann man entweder an dieser Theke vorne eingesetzt werden oder hinten, wenn die Autos kommen, und an diesen McDrive muss man auch die Theke bedienen. Und ich mag gern Power, das heißt, ich mag gern, wenn viel Kundschaft ist. Und jetzt haben die mich auch Gott sei Dank häufig so eingesetzt, dass viel Kundschaft da war. Und einen Abend war es dann so ... Ach so, wegen der Kunden wollten Sie wissen. Ja das ist eigentlich ok. Also ich versuch's einfach, schnell zu machen, damit ich halt einen guten Durchlauf habe, damit ich diesen Job behalte.

Th18: Mhm. Das heißt aber auch, wenn ich das richtig sehe, Sie nehmen dann auch schon solche Jobs, die eine Herausforderung sind.

Kl18: Ich kriege ja keine anderen.

Th19: Nehmen Sie sie nur, weil Sie keine anderen kriegen, oder mögen Sie diese Herausforderung?

Kl19: Ja, ich weiß nicht, ein Bürojob ist nicht meins. Darauf habe ich keinen Bock. Also ich muss schon was haben, wo ich ein bisschen Stress habe oder wo ich ein bisschen gepowert werde. Das tut mir auch ganz gut. Ich mache nebenbei noch Kraftsport, das ist auch gut so, sonst wüsste ich nicht wohin mit mir. Aber es ist halt so, dass ich an der Stelle einfach gerne powere. Und dann krieg ich so einen dummen Spruch von meiner Chefin.

Th20: Was für einen?

Kl20: „Starr die Kunden nicht so an, das ist unfreundlich". Ich sag: „Was willst du denn von mir? Unfreundlich ... Ich mache hier meinen Job". Sagt sie: „Die gucken alle schon verängstigt, die gehen schon alle an die anderen Kassen". Hab ich nicht gesehen. Hab ich nicht gesehen! Und mit so einer Scheiße muss ich mich da auch noch abgeben.

Th21: Irgendwie fühlen Sie sich ungerecht behandelt? Aber schauen Sie doch mal: Haben Sie denn das Gefühl, da ist irgendwas dran? Ich meine, nicht dass Sie das wollen, das ist schon klar, aber haben Sie das Gefühl, Sie strahlen irgendetwas aus von hoher Autorität, was andere einschüchtern könnte, selbst wenn Sie es nicht wollen?

Kl21: Naja klar, es gibt immer diese ... schwierigen Kunden, die man dann zuvorkommend behandeln muss. Da bin ich selbstverständlich schon froh, wenn die die Kasse wechseln, das ist keine Frage. Aber ansonsten ...

Th22: Das heißt, da haben Sie eigentlich auch keinen Bock drauf?

Kl22: Ja klar. Die können mich mal am Arsch lecken.

Th23: Wieso? Was stört Sie an diesen Kunden so stark? Ich möchte es einfach gerne verstehen.

Kl23: Eh, weil die rumpissen, weil die immer auf Streit aus sind. Also dann krieg ich so eine Scheißbestellung wie einen Hamburger ohne Gurke, das ist ja der Klassiker. Ich gebe die weiter, auf dem scheiß Hamburger sind doch Gurken, kommt der wieder, pisst mich an. Denk ich „Alter, ich mach das nicht hier, ich gebe das nur raus. Ein bisschen Höflichkeit wäre nicht verkehrt“. Und was passiert? Ich weise ihn höflich drauf hin, dass er so mit mir nicht umzugehen hat, woraufhin er dann ganz schnell sagt, er hätte ganz gerne mal meinen Vorgesetzten gesprochen. Und dann denk ich, also erstmal sollen die nicht rumpissen, und dann sollen die auch was aushalten können. Und natürlich bin ich dankbar, wenn die die Kasse wechseln. Den Eindruck habe ich aber nicht, ich habe den Eindruck, die kommen immer zu mir. Es ist nicht so, dass die immer ausgerechnet woanders hingehen. Also ich weiß es nicht. Und dann kommt immer „Du kannst doch so nicht umgehen“, aber was soll ich denn machen?

Th24: Mhm.

Kl24: Sie gucken so entsetzt?

Th25: Nein. Ich merke nur, dass Sie das Ganze sehr stark ärgert. Wissen Sie, Sie sagen, Sie verstehen es nicht, und das ist ja eine Herausforderung, einfach zu gucken, woran kann es liegen. Die Herausforderung besteht darin, wir können ja Ihre Kunden jetzt nicht mehr fragen. Die geben Ihnen ja irgendwelche Signale, und wir stehen jetzt vor der sicher äußerst schwierigen Frage herauszufinden, was passiert. Deswegen gucke ich so. Ich denke, das ist gar nicht so einfach, was wir jetzt machen.

Kl25: Ich soll anders gucken, offensichtlich.

Th26: Ja, aber dann müssen wir erstmal gucken, wie gucken Sie denn und warum gucken Sie? Ich möchte gerne mit Ihnen zusammen verstehen: Was löst das Verhalten der Kunden in Ihnen aus?

Kl26: Ja, finden Sie, dass ich komisch gucke?

Th27: Nein, aber die Leute sind ja auch unterschiedlich empfindlich. Und Sie sagen ja, die Empfindlichen mögen Sie nicht. Könnte es sein, dass Sie mit den Empfindlichen anders umgehen als mit den Unempfindlichen? Es ist nur eine Frage.

Kl27: Ich rieche das ja nicht. Also Entschuldigung, wenn da einer vor mir steht, rieche ich nicht, dass der mit Gurken auf dem Hamburger dann Tirara macht. Also da hab ich auch keinen Bock drauf. Da würde ich die Gurken am liebsten schon selber runter pflücken, damit die die Fresse halten einfach. Aber das geht ja auch nicht, Hygienestandards, wissen Sie.

Th28: Wie geht’s Ihnen denn schon damit, wenn einer zu Ihnen kommt und Sonderwünsche hat?

Kl28: Ja, wenn ich Stress hab, bin ich vielleicht ein bisschen angepisst.

Th29: Ja.

Kl29: Naja, ich will es ja auch schnell machen. Da stehen 20 Kunden, ich denk schon „ja komm hier jetzt voran, jetzt nicht noch ...“.

Th30: Ich verstehe, dass Sie das sagen. Es setzt Sie unter Stress. Aber was Sie sagen ist, eigentlich pisst Sie das schon an. Das heißt, es könnte durchaus sein, dass Sie dann auch andere Signale den Kunden gegenüber geben.

Kl30: Aber welche? Was mache ich da?

Th31: Das müssten wir herausfinden.

Kl31: Irgendwas, vielleicht, tue ich da. Kann sein. Aber ich kann auch nicht immer grinsen, ich bin doch jetzt nicht ...

Th32: Mhm. Wissen Sie, das ist ein ganz anderer Aspekt, ich würde das ganz gerne erstmal raus lassen, was Sie tun sollten. Ich würde gerne einfach nur mal gucken: Was löst das Verhalten der Kunden in Ihnen aus?

Kl32: Ich habe keine Ahnung. Das einzige, was ich halt weiß ist, ich habe einen starren Blick.

Th33: Sie merken ja im Grunde, wenn jemand mit dem Gurkenzeug kommt, Sie eigentlich schon denken, „Keinen Bock auf den Mist!"

Kl33: Joa. Ehrlich gesagt, habe ich das häufig schon bei Dienstbeginn, dass ich denke „Boa, heute habe ich schon die Fresse dicke, ich könnte schon wieder ...". Aber was soll ich machen? Die anderen Jobs kriege ich nicht, offensichtlich.

Th34: Aber wenn Sie bei Dienstbeginn schon denken „Ich habe keinen Bock", dann sind Sie im Grunde schon geladen. Sie denken „so sollte es nicht sein".

Kl34: Sie wollen mir jetzt nicht unterstellen, dass ich irgendwie unfreundlich bin und dass ich Scheiße baue.

Th35: Nein. Ich würde mich einfach nur mal gerne in Sie hineinversetzen. Wenn ich mir vorstelle, ich würde bei Dienstbeginn denken „Ich hab da keinen Bock drauf", dann hätte ich Schwierigkeiten, die Leute anzulächeln und freundlich zu sein. Verstehen Sie, ich kann das gut nachvollziehen. Wir wollten ja nur verstehen, was genau in Ihnen vorgeht.

Kl35: Wissen Sie, der Punkt ist ja, Sie sind in einer komfortablen Situation. Sie sitzen hier, Sie scheinen auch eine ganz nette Frau zu sein, sodass es dann ja für Sie wahrscheinlich kein Problem ist. Ich habe nichts zu fressen zuhause, da hab ich auch noch einen Job und dann muss ich auch noch da bei McFrittes nett sein. Das kann einen schon mal pissig machen. Ja. Aber man kann ja nicht anders. Verstehen Sie, man muss da vorne sitzen oder stehen und immer grinsen und „Ja gerne, gerne, alles super, ich find's total geil, Sie hier zu bedienen.". Das muss man tun, ja? Auf so eine Scheiße muss ich dann auch noch trainiert werden. Das ist schon ...

Th36: Das Ganze macht Sie schon richtig sauer.

Kl36: Richtig. Hab ich keinen Bock darauf. Aber ich kann ja nicht anders, ich muss ja. Und dann verstell ich mich und krieg einen starren Blick.

Th37: Ja, ich finde es spannend, dass Sie sagen Sie „verstellen sich".

Kl37: Ich muss.

Th38: Mhm. Aber wenn Sie sagen, Sie verstellen sich, dann ist doch die Frage: Wie geht es Ihnen damit? Sie wollen gar nicht, dass andere sehen, wie es Ihnen geht?

Kl38: Natürlich nicht! Dann gibt es doch sofort wieder Ärger! Ja, aber ich kann's mir nicht schönreden. Also ernsthaft, worüber reden wir jetzt hier? Sollen wir anfangen, dass ich mir morgens ein Mantra sage „Boa, Mäcces ist super! Geil!"?

4.8.2 Kommentar

Kl1: Die Eröffnung zeugt schon von hohem Misstrauen: Bevor die Klientin überhaupt etwas sagt, muss sie einiges klarstellen.

Th2: Die Therapeutin reagiert zugewandt mit einer Transparenz-Intervention: Sie erläutert der Klientin den Sachverhalt.

Kl2: Die Klientin ist jedoch noch nicht zufrieden.

Th3f.: Die Therapeutin macht deutlich, dass in der Therapie nichts passiert, was die Klientin nicht will oder was die Klientin nicht versteht.

Kl4: Das beruhigt die Klientin zunächst. Offenbar hat sie damit nicht gerechnet. Sie beginnt mit dem Problem: Deutlich wird sofort eine sehr starke externale Attribution und ein Image „Opfer der Umstände".

Th6: Die Therapeutin versucht, vertiefend einzusteigen: Sie nutzt dabei das Erstaunen, das die Klientin offenbar selbst aufweist.

Kl6f.: Die Klientin sagt, sie „sei offenbar schwierig": So, wie sie das sagt, klingt es aber nicht so, dass sie das tatsächlich meint. Es klingt eher wie: „Die anderen meinen das wohl." Die Klientin attribuiert die Probleme in keiner Weise auf sich.

Th9: Die Therapeutin muss nun vorsichtig sein: Sie sagt, dass sie es gerne verstehen würde und bindet die Klientin erneut ein.

Kl9: Die Klientin möchte aber nicht weiter darauf eingehen.

Th10: Der Satz der Therapeutin ist mutig: Sie macht deutlich, dass die Klientin etwas wird tun müssen. Das geht an die Kante des Möglichen. Sie endet aber mit der Bereitschaft, der Klientin zu helfen, dass es aufhört.

Kl10: Die Klientin überträgt der Therapeutin Verantwortung: Sagen Sie mir doch, was ich machen soll.

Th11: Die Therapeutin macht deutlich, dass das Problem schwierig ist und sie macht deutlich, dass man das Problem verstehen muss, bevor man es lösen kann. Damit bleibt die Therapeutin weiter „an der Kante des Möglichen": Es könnte gut sein, dass die Klientin deutlich macht, dass sie das nicht will.

Kl11: Aber sie lässt sich darauf ein. Damit kann die Therapeutin die Klientin am Thema halten. Sie bleibt aber natürlich bei ihrer externalen Perspektive, gesteht aber zu, dass sie etwas selbst zu dem Problem beitragen *könnte*.

Th12: Die Therapeutin versucht zu klären.

Th13: Und versucht eine Explizierung.

Kl14: Die Klientin spricht die Therapeutin direkt an.

Th15: Die Therapeutin macht deutlich, dass sie sich von der Klientin nicht einschüchtern lässt: Das ist auf der Beziehungsebene nötig, auch wenn die Klientin es auf der Inhaltsebene als Bestätigung auffassen könnte, dass es nicht an ihr liegt. Ein Therapeut muss sich aber dazu entscheiden, im Zweifel die relevanteren Ziele zu verfolgen und die liegen in Phase 1 auf der Beziehungsebene.

Th16: Die Therapeutin will die Perspektive der Klientin auf die Klientin lenken.

Kl17: Die Klientin berichtet, ohne auf die Frage der Therapeutin einzugehen.

Th18: Die Therapeutin verhält sich komplementär.

Kl19: Die Klientin geht wieder auf die Spur, Opfer anderer Personen zu sein: Die Strategie wird sie noch lange durchhalten.

Kl20: Die Klientin fühlt sich von der Chefin ungerecht behandelt.

Th21: Was die Therapeutin aufgreift. Die Therapeutin versucht vorsichtig, wieder die Perspektive auf die Klientin zu lenken: Angesichts der Vehemenz, mit der die Klientin den Vorwurf abgeschmettert hat, ist das wieder eine mutige Intervention: Allerdings ist die Therapeutin dabei sehr freundlich und zugewandt und sie redet von „hoher Autorität", was einen „Trojaner" darstellen könnte.

Kl21: Ein kleines bisschen geht die Klientin tatsächlich auf eine internale Perspektive: Die Therapeutin hatte offenbar die richtige Einschätzung.

Th23: Die Therapeutin versucht erneut eine Internalisierung.

Kl23: Wodurch deutliche paranoide Züge erkennbar werden und auch der Ärger, der das Handeln anderer in ihr auslöst.

Kl24: Das könnte ein Test der Klientin sein.

Th25f.: Die Therapeutin geht damit souverän um: Sie macht deutlich, dass eine sehr schwierige Frage entsteht und lädt die Klientin ein, das Ganze als Herausforderung zu betrachten.

Kl26: Erneut ein Test.

Th27: Die Therapeutin macht deutlich, dass sie die Klientin nur verstehen will.

Kl27: Die Klientin will aber bei ihrer Attribution bleiben; dennoch fühlt sie sich durch die Interventionen der Therapeutin offenbar nicht getriggert. Die Therapeutin kann damit „Marker" setzen, ohne dass die Klientin negativ darauf reagiert.

Th28: Die Therapeutin versucht erneut eine vertiefende Intervention: Indirekt macht sie damit der Klientin auch deutlich, dass sie annimmt, dass die Klientin hoch motiviert ist, mitzuarbeiten und dass sie der Klientin zutraut, diese Fragen zu beantworten.

Th30: Die Therapeutin versucht, der Klientin vorsichtig zu vermitteln, dass ihr Handeln schon einen Einfluss auf die Interaktion haben könnte. Das ist sicher wieder die Kante des Möglichen.

Kl31: Und tatsächlich gesteht die Klientin zu, dass sie etwas dazu beitragen könnte – sie weiß aber nicht, was.

Th32: Die Therapeutin versucht erneut eine Vertiefung.

Kl32: Die Klientin signalisiert nun „Kante des Möglichen".

Th33: Daraufhin geht die Therapeutin einen Schritt zurück. Sie blockiert zwar den Inhalt, reagiert aber nicht negativ auf die Therapeutin.

Kl34: Nun fühlt sich die Klientin aber doch von der Therapeutin angegriffen: Die Stimme ist aber nicht scharf, der Effekt ist also eher milde.

Th35: Die Therapeutin macht deutlich, dass sie die Klientin einfach nur verstehen möchte; sie macht auch deutlich, dass sie sich gut in die Klientin hineinversetzen kann.

Kl35: Die Klientin bezweifelt allerdings, dass die Therapeutin sich wirklich in sie hineinversetzen kann; sie bleibt aber dabei recht nett zu der Therapeutin.

Th36: Die Therapeutin verbalisiert: Sie ist dabei stark akzeptierend.
Th38: Die Therapeutin versucht erneut eine Vertiefung.
Kl38: Dadurch macht die Klientin erkennbar, wie defensiv sie ist: Andere dürfen nicht erkennen, wie es ihr geht, denn das wäre gefährlich.

Die Sitzung ist ein Beispiel dafür, dass Therapeuten auch bei schwierigen Klienten versuchen können, im Rahmen einer guten Beziehungsgestaltung schon stark „an der Kante des Möglichen" zu arbeiten. Sollte das allerdings nicht gelingen, sollten sie auf eine reine Beziehungsgestaltung zurückschalten.

Literatur

Ahmed, A.O., Green, B.A., Buckley, P.F. & McFarland, M.E. (2012). Taxometric analyses of paranoid and schizoid personality disorders. *Psychiatry Research, 196* (1), 123–132. http://doi.org/10.1016/j.psychres.2011.10.010

Anderssen-Reuster, U. (2007). *Achtsamkeit in Psychotherapie und Psychosomatik. Haltung und Methode.* Stuttgart: Schattauer.

Attwood, T. (2007). Asperger's disorder: Exploring the schizoid spectrum. In: A. Freeman & M.A. Reinecke (Eds.), *Personality disorders in childhood and adolescence* (pp. 299–340). Hoboken, NJ, US: John Wiley & Sons Inc.

Baumann, N., Kaschel, R. & Kuhl, J. (2003). *Affect regulation and motive-incongruent achievement goals: antecedents of subjective well-being and symptom formation.* Universität Osnabrück.

Baumann, N. & Kuhl, J. (2003). Self-Infiltration: Confusing assigned tasks as self-selected in memory. *Personality and Social Psychology Bulletin, 29,* 487–497. http://doi.org/10.1177/0146167202250916

Beck, A.T., Freeman, A. & Davis, D.D. (2004). *Cognitive Therapy of Personality Disorders.* New York: Guilford.

Beckmann, J. (1997). *Alienation and Conformity.* Max-Planck-Institut für psychologische Forschung. München.

Beckmann, J. (1998). *Alienation and conformity.* Manuskript, Universität Potsdam.

Beckmann, J. (2006). Konsequenzen der Entfremdung vom Selbst. In: R. Sachse & P. Schlebusch (Hrsg.), *Perspektiven Klärungsorientierter Psychotherapie* (S. 46–59). Lengerich: Pabst.

Benjamin, L.S. (1993). *Interpersonal diagnosis and treatment of DSM personality disorders.* New York: Guilford.

Bernstein, D.P., Useda, D. & Siever, L.J. (1993). Paranoid personality disorder. Review of the literature and recommendations for DSM-IV. *Journal of Personality Disorders, 7,* 53–62. http://doi.org/10.1521/pedi.1993.7.1.53

Bernstein, D.P., Useda, D. & Siever, L.J. (1995). Paranoid personality disorder. In: J.W. Livesley (Ed.), *The DSM-IV personality disorder*, 45–57. New York: Guilford.

Black, D.W., Goldstein, R.B & Mason, E.E. (1992). Prevalende of mental disorder in 88 morbidly obese bariatric clinic patients. *American Journal of Psychiatry, 146,* 227–234.

Blaney, P. (1999). Paranoid Conditions. In: T. Millon, P. Blaney & R.D. Davis (Eds.), *Oxford Textbook of Psychopathology*. Oxford: Oxford University Press.

Bockian, N.R. (2006). Depression in Schizoid Personality Disorder. In: N.R. Bockian (Ed.), *Personality-guided therapy for depression* (p. 63–90). Washington, DC, US: American Psychological Association.

Bockian, N.R. & Jongsma, A.E. (2001). *The personality disorders treatment planner.* New York, NY: John Wiley & Sons.

Carrasco, J.L. & Lecic-Tosevski, D. (2000). Specific types of personality disorders. In: M.G. Gelder, J.J. Lopez-Ibor & N. Andreasen (Eds.), *New Oxford Textbook of Psychiatry, Vol. 1,* 927–953. New York: Oxford University Press.

Carroll, A. (2009). Are you looking at me? Understanding and managing paranoid personality disorder. *Advances in psychiatric treatment, 15,* 40–48. http://doi.org/10.1192/apt.bp.107.005421

Collatz, A. & Sachse, R. (2011). *Klärungsorientiertes Coaching*. Göttingen: Hogrefe.

Coolidge, F.L., Estey, A.J., Segal, D.L. & Marle, P.D. (2013). Are alexithymia and schizoid personality disorder synonymous diagnoses? *Comprehensive Psychiatry, 54,* 141–148. http://doi.org/10.1016/j.comppsych.2012.07.005

Costa, P.T. & Widiger, T. (1993). *Personality disorders and the five-factor model of personality*. Washington, DC: American Psychological Association.

Cramer, V., Torgersen, S. & Kringlen, E. (2006). Personality disorders and quality of life. A population study. *Comprehensive Psychiatry, 47,* 178–184. http://doi.org/10.1016/j.comppsych.2005.06.002

Döring, S. & Sachse, R. (2008a). Psychotherapie bei Cluster-A-Persönlichkeitsstörungen: Die paranoide, schizoide und schizotypische Persönlichkeitsstörung. In: S.C. Herpertz, F. Caspar & C. Mundt (Hrsg.), *Störungsorientierte Psychotherapie* (S. 448–455). München: Urban & Fischer Verlag.

Döring, S. & Sachse, R. (2008b). Psychotherapie bei Persönlichkeitsstörungen. In: S.C. Herpertz, F. Caspar & C. Mundt (Hrsg.), *Störungsorientierte Psychotherapie* (S. 446–447). München: Urban & Fischer.

Edens, J.F., Marcus, D.K. & Morey, L.C. (2009). Paranoid personality has a dimensional latent structure: Taxometric analyses of community and clinical samples. *Journal of Abnormal Psychology, 118* (3), 545–553. http://doi.org/10.1037/a0016313

Ericsson, K.A. (1996). The acquisition of expert performance: An introduction to some of the issues. In: K.A. Ericsson (Ed.), *The road to excellence: The acquisition of expert performance in the arts and sciences, sports, and games* (p. 1–50). Mahwah, NJ: Erlbaum.

Ericsson, K.A. (2002). Attaining excellence through deliberate practice: Insights from the study of expert performance. In: M. Ferrari (Ed.), *The pursuit of excellence in education* (p. 21–55). Hillsdale, N.J.: Erlbaum.

Ericsson, K.A. (2006a). An Introduction to the Cambridge Handbook of Expertise and Expert Performance: Its Development, Organization, and Content. In: K.A. Ericsson, N. Charness, P.J. Feltovich & R.R. Hoffmann (Eds.), *The Cambridge Handbook of Expertise and Expert Performance* (p. 3–20). Cambridge: University Press.

Ericsson, K.A. (2006b). The Influence of Expertice and Deliberate Practice on the Development of Superior Expert Performance. In: K.A. Ericsson, N. Charness, P.J. Feltovich & R.R. Hoffman (Eds.), *The Cambridge Handbook of Expertise and Expert Performance* (p. 653–682). Cambridge: University Press.

Ericsson, K.A., Charness, N., Feltovich, P.J. & Hoffman, R.R. (2006). *The Cambridge Hanndbook of Expertise and Expert Performance*. Cambridge: University Press. http://doi.org/10.1017/CBO9780511816796

Esterberg, M.L., Goulding, S.M. & Walker, E.F. (2010). A personality disorders: Schizotypal, schizoid and paranoid personality disorders in childhood and adolescence. *Journal of Psychopathology and Behavioral Assessment, 32* (4), 515–528. http://doi.org/10.1007/s10862-010-9183-8

Falkum, E., Pedersen, G. & Karterudb, S. (2009). Diagnostic and Statistical Manual of Mental Disorders, Fourth Edition, paranoid personality disorder diagnosis: A unitary or a two-dimensional construct? *Comprehensive Psychiatry, 50* (6), 533–541. http://doi.org/10.1016/j.comppsych.2009.01.003

Fasbender, J. (2009). Achtsamkeit in der Klärungsorientierten Psychotherapie. In: R. Sachse, J. Fasbender, J. Breil & O. Püschel (Hrsg.), *Grundlagen und Konzepte Klärungsorientierter Psychotherapie* (S. 202–231). Göttingen: Hogrefe.

Feltovich, P.J., Prietula, M.J. & Ericsson, K.A. (2006). Studies of Expertise from Psychological Perspektives. In: K.A. Ericsson, N. Charness, P.J. Feltovich & R.R. Hoffman (Eds.), *The Cambridge Handbook of Expertise and Expert Performance* (p. 41–68). Cambridge: University Press.

Fiedler, P. (1981). Psychotherapieziel Selbstbehandlung. In: P.A. Fiedler (Hrsg.), *Psychotherapieziel Selbstbehandlung: Grundlagen kooperativer Psychotherapie* (S. 25–76). Weinheim: Edition Psychologie.

Fitzgerald, M. & Corvin, A. (2001). Diagnosis and differential diagnosis of Asperger syndrome. *Advances in Psychiatric Treatment, 7,* 310–318. http://doi.org/10.1192/apt.7.4.310

Flückiger, C. & Grosse Holtforth, M. (2008). Focusing the therapist's attention on the patient's strengths: A preliminary study to foster a mechanism of change in outpatient psychotherapy. *Journal of Clinical Psychology, 64,* 876–890. http://doi.org/10.1002/jclp.20493

Flückiger, C., Wüsten, G., Zinbarg, R.E. & Wampold, B.E. (2010). *Resource activation – Using client's own strengths in psychotherapy and counseling.* Göttingen: Hogrefe Publishing.

Fossati, A., Maffei, C., Bagnato, M., Donati, D., Donini, M., Fiorilli, M. & Novella, L. (2000). A psychometric study of DSM-IV passive-aggressive (negativistic) personality disorder criteria. *Journal of Personality Disorders, 14* (1), 72–83. http://doi.org/10.1521/pedi.2000.14.1.72

Frisch, M. (1968). *Homo faber*. Frankfurt: Suhrkamp.

Gendlin, E.T. (1961). Experiencing: A variable in the process of psychotherapeutic change. *American Journal of Psychotherapy, 15,* 233–245.

Gendlin, E.T. (1962). *Experiencing and the creation of meaning.* New York: The Free Press of Glencoe.

Gendlin, E.T. (1964). A theory of personality change. In: P. Worchel & D. Byrne (Eds.), *Personality change* (p. 102–148). New York: Wiley.

Gendlin, E.T. (1969). Focusing. *Psychotherapy: Theory, Research and Practice, 6,* 4–15. http://doi.org/10.1037/h0088716

Gendlin, E.T. (1970). The significance of felt meaning. In: R. Cornier et al. (Eds.), *An introduction to philosophy*. Glenview.

Gendlin, E.T. (1978). *Focusing.* New York: Everest House.

Gooding, D.C., Tallent, K.A. & Matts, C.W. (2007). Rates of avoidant, schizotypal, schizoid and paranoid personality disorders in psychometric high-risk groups at 5-year follow-up. *Schizophrenia Research, 94* (1–3), 373–374. http://doi.org/10.1016/j.schres.2007.04.018

Grant, B.F., Hasin, D.S., Stinson, F.S., Dawson, D.A., Chou, S.P., Ruan, W.J. & Pickering, R.P. (2004). Prevalence, correlates and disability of personality disorders in the United States: Results from the National Epidemiologic Survey on Alcohol and related Conditions. *Journal of Clinical Psychiatry, 65,* 948–958. http://doi.org/10.4088/JCP.v65n0711

Grawe, K. (1998). *Psychologische Therapie.* Göttingen: Hogrefe.

Grossmann, P., Niemann, L., Schmidt, S. & Walach, H. (2004). Ergebnisse einer Metaanalyse zur Achtsamkeit als klinischer Intervention. In: T. Heidenreich & J. Michalak (Hrsg.), *Achtsamkeit und Akzeptanz in der Psychotherapie. Ein Handbuch* (S. 701–725). Tübingen: dgvt.

Harper, R.G. (2004). Schizoid personality. In: R. Harper (Ed.), *Personality-guided therapy in behavioral medicine* (p. 47–64). Washington, DC, US: American Psychological Association.

Hayes, S.C., Strohsal, K.D. & Wilson, K.G. (2007). *Akzeptanz und Commitment Therapie. Ein erlebnisorientierter Ansatz zur Verhaltensänderung* (2. Auflage). München: CIP-Medien.

Hayes, S.C., Wilson, K.G., Gifford, E., Bissett, R., Batten, S., Piasecki, M., Byrd, M., Gregg, J. (2002). *The use of acceptance and commitment therapy and 12-step facilitation in the treatment of polysubstance abusing heroin addicts on methadone maintenance: a randomized controlled trial.* Paper presented at the meeting of the Association for behavior Analysis, Toronto.

Heckhausen, H., Gollwitzer, P.M. & Weinert, F.E. (1987). *Jenseits des Rubikon: Der Wille in den Humanwissenschaften.* Berlin: Springer. http://doi.org/10.1007/978-3-642-71763-5

Heckhausen, H. & Kuhl, J. (1985). From wishes to action: The dead-ends and short-cuts on the long way to action. In: M. Frese & J. Sabini (Hrsg.), *Goal-directed behavior: The concept of action in psychology* (p. 134–160). Hillsdale, NJ: Erlbaum.

Heidenreich, T. & Michalak, J. (2004). *Achtsamkeit und Akzeptanz in der Psychotherapie. Ein Handbuch*. Tübingen: dgvt.

Hopwood, C.J. & Wright, A.G.C. (2012). A comparison of passive-aggressive and negativistic personality disorders. *Journal of Personality Assessment, 94* (3), 296–303. http://doi.org/10.1080/00223891.2012.655819

Hopwood, C.J., Morey, L.C., Markowitz, J.C., Pinto, A., Skodol, A.E., Gunderson, J.G., Zanarini, M.C., Shea, M.T., Yen, S., McGlashan, T.H., Ansell, E.B., Grilo, C.M. & Sanislow, C.A. (2009). The construct validity of passive-aggressive personality disorder. *Psychiatry: Interpersonal and Biological Processes, 72* (3), 256–267. http://doi.org/10.1521/psyc.2009.72.3.256

Jaspers, K. (1973). *Allgemeine Psychopathologie*. Heidelberg: Springer.

Kalus, O., Bernstein, D.P. & Siever, L.J. (1993). Schizoid personality disorder: A review of current status and implications for DSM-IV. *Journal of Personality Disorders, 7,* 43–52. http://doi.org/10.1521/pedi.1993.7.1.43

Katz, J.S. (2004). The schizoid personality disorder. In: J.F. Masterson & A.R. Lieberman (Eds.), *A therapist's guide to the personality disorders* (p. 91–109). Phoenix, AZ, US: Zeig, Tucker & Theisen.

Kendler, K.S., Czajkowski, N., Tambs, K., Torgersen, S., Aggen, S.H., Neale, M.C. & Reichborn-Kjennerud, T. (2006). Dimensional representations of DSM-IV Cluster A personality disorders in a population-based sample of Norwegian twins: A multivariate study. *Psychological Medicine, 36* (11), 1583–1591. http://doi.org/10.1017/S0033291706008609

Kingham, M. & Gordon, H. (2004). Aspects of morbid jealousy. *Advances in Psychiatric Treatment, 10,* 207–215. http://doi.org/10.1192/apt.10.3.207

Knecht, T. (2013). Querulanz, pathologisches Misstrauen und die paranoide Persönlichkeitsstörung. *Psychopraxis, 8,* 14–17.

Kosson, D.S., Blackburn, R., Byrnes, K.A., Park, S., Logan, C. & Donnelly, J.P. (2008). Assessing interpersonal aspects of schizoid personality disorder: Preliminary validation studies. *Journal of Personality Assessment, 90* (2), 185–196. http://doi.org/10.1080/00223890701845427

Kramer, U. & Meystre, C. (2010). Assimilation process in a psychotherapy with a client presenting schizoid personality disorder. *Schweizer Archiv für Neurologie und Psychiatrie, 161* (4), 128–134.

Kuhl, J. (1983a). Emotion, Kognition und Motivation: I. Auf dem Wege zu einer systemtheoretischen Betrachtung der Emotionsgenese. *Sprache und Kognition, 2* (1), 1–27.

Kuhl, J. (1983b). Emotion, Kognition und Motivation: II. Die funktionale Bedeutung der Emotionen für das problemlösende Denken und für das konkrete Handeln. *Sprache und Kognition, 2* (4), 228–253.

Kuhl, J. (1983c). *Motivation, Konflikt und Handlungskontrolle*. Berlin: Springer. http://doi.org/10.1007/978-3-642-69098-3

Kuhl, J. (1988). Functional characteristics of human self-control. *Behavioral and Brain Sciences, 11*, 688. http://doi.org/10.1017/S0140525X00054078

Kuhl, J. (1992). A theory of self-regulation: A new theory for old applications. *Applied Psychology: An International Review, 41,* 97–129.

Kuhl, J. (1994). Handlungs- und Lageorientierung. In W. Sarges (Hrsg.), *Managementdiagnostik* (2. Auflage). Göttingen: Hogrefe.

Kuhl, J. (1995). *Introjektion, Alienation und Grübeln: Von rationalen Motivationsmodelle zu EEG-Korrelaten volitionaler Hemmung.* Unveröffentlichtes Manuskript. Universität Osnabrück.

Kuhl, J. (1996). Wille und Freiheitserleben: Formen der Selbststeuerung. In: J. Kuhl & H. Heckhausen (Hrsg.), *Enzyklopädie der Psychologie: Motivation, Volition und Handlung* (Serie IV, Band 4, S. 665–765). Göttingen: Hogrefe.

Kuhl, J. (2000). A functional-design approach to motivation and self-regulation: The dynamics of personality systems interactions. In: M. Boekaerts, P.R. Pintrich & M. Zeidner (Eds.), *Handbook of self-regulation* (p. 111–169). New York: Academic Press.

Kuhl, J. (2001). *Motivation und Persönlichkeit: Interaktionen psychischer Systeme*. Göttingen: Hogrefe.

Kuhl, J. & Beckmann, J. (1994). Alienation: Ignoring one's preferences. In J. Kuhl & J. Beckmann (Eds.), *Volition and Personality: Action versus state orientation* (p. 375–390). Göttingen: Hogrefe.

Kuhl, J. & Kaschel, R. (2004). Entfremdung als Krankheitsursache: Selbstregulation von Affekten und integrative Kompetenz. *Psychologische Rundschau, 55* (2), 61–71. http://doi.org/10.1026/0033-3042.55.2.61

Kuhl, J. & Kazen, M. (1994). Self-discrimination and memory: State orientation and false self-ascription of assigned activities. *Journal of Personality and Social Psychology, 66,* 1103–1115. http://doi.org/10.1037/0022-3514.66.6.1103

LeLord, F. & André, C. (2009). *Der ganz normale Wahnsinn*. Berlin: Aufbau Verlag.

Lenzenweger, M.F., Loranger, A.W., Korfine, L. & Neff, C. (1997). Detecting personality disorders in a nonclinical population: Application of a 2-stage procedure for case identification. *Archives of General Psychiatry, 54,* 345–351. http://doi.org/10.1001/archpsyc.1997.01830160073010

Mahrer, A.R. (1983). An existential-experiential view and operational perspective on passive aggressiveness. In: R.D. Parsons & R.J. Wickes (Eds.), *Passive aggressiveness*. New York: Brunner/Mazel.

Martens, W.H.J. (2010). Schizoid personality disorder linked to unbearable and inescapable loneliness. *The European Journal of Psychiatry, 24* (1), 38–45.

Martens, W.H.J. (2011). A schizoid man. *The European Journal of Psychiatry, 25* (2), 111–113.

McCann, J.T. (2009). Obsessive-compulsive and negativistic personality disorders. In: P. Blaney & Th. Millon (Eds.), *Oxford textbook of psychopathology*, 671–691. New York, NY, US: Oxford University Press.

McWilliams, N. (2006). Some thoughts about schizoid dynamics. *Psychoanalytic Review, 93* (1), 1–24. http://doi.org/10.1521/prev.2006.93.1.1

Michalak, J., Meibert, P. & Heidenreich, T. (2007). Achtsamkeitsbasierte Kognitive Therapie ein neuer Ansatz zur Rückfallprophylaxe bei Depressionen. In: U. Anderssen-Reuster (Hrsg.), *Achtsamkeit in Psychotherapie und Psychosomatik. Haltung und Methode,* 172–184. Stuttgart: Schattauer.

Miller, M.B., Useda, J.D., Trull, T.J., Burr, R.M. & Minks-Brown, C. (2001). Paranoid, schizoid, and schizotypal personality disorders. In: P.B. Sutker & H.E. Adams (Eds.), *Comprehensive handbook of psychopathology* (p. 535–557). New York, NY, US: Kluwer Academic/Plenum Publishers.

Millon, Th. (1969). *Modern psychopathology: A biosocial approach to maladaptive learning and functioning*. Philadelphia: Saunders.

Millon, Th. (1986). Schizoid and avoidant personality disorders in DSM-III. *American Journal of Psychiatry, 143,* 1321–1322. http://doi.org/10.1176/ajp.143.10.1321b

Millon, Th. (1993). Negativistic (passive-aggressive) personality disorder. *Journal of Personality Disorders, 7* (1), 78–85. http://doi.org/10.1521/pedi.1993.7.1.78

Millon, Th. (1996). *Disorders of Personality. DSM IV and Beyond*. New York: Wiley.

Millon, Th. (2011). *Disorders of personality*. New York: John Wiley & Sons. http://doi.org/10.1002/9781118099254

Millon, Th. & Martinez, A. (1995). Avoidant personality disorder. In: W.J. Livesley (Ed.), *The DSM-IV personality disorders*. New York: Guilford.

Millon, Th. & Radanov, J. (1995). Passive-aggressive (negativistic) personality disorder. In: W.J. Livesley (Ed.), *The DSM-IV personality disorders* (p. 312–325). New York: Guilford Press.

Millon, Th., Weiss, L., Millon, C. & Davis, R. (1994). *MIPS: Millon Index of Personality Styles manual.* San Antonio: Psychological Corporation.

Mittal, V.A., Kalus, O., Bernstein, D.P. & Siever, L.J. (2007). Schizoid Personality Disorder. In: W. O'Donohue, K.A. Fowler & S.O. Lilienfeld (Eds.), *Personality Disorders* (p. 63–80). Thousand Oaks: Sage.

Morey, L.C. (1988). A psychometric analysis oft he DSM-III-R personality disorder criteria. *Journal of Personality Disorders, 2,* 109–124. http://doi.org/10.1521/pedi.1988.2.2.109

Nicolò, G., Semarari, A., Lysaker, P.H., Dimaggio, G., Conti, L., D`Angerio, S., Procacci, M., Popolo, R. & Carcione, A. (2011). Alesithymia in personality disorders: Correlations with symptoms and interpersonal functioning. *Psychiatry Research, 190* (1), 37–42. http://doi.org/10.1016/j.psychres.2010.07.046

Nirestean, A., Lukacs, E., Cimpan, D., Taran, L. (2012). Complex case: Schizoid personality disorder – the peculiarities of their interpersonal relationships and existential roles. *Personality and Mental Health, 6* (1), 69–74. http://doi.org/10.1002/pmh.1182

Oldham, J.M. & Morris, L.B. (2010). *Ihr Persönlichkeitsportrait.* Eschborn: Klotz.

Pérez-Álvarez, M. (2003). The schizoid personality of our time. *International Journal of Psychology & Psychological Therapy, 3* (2), 181–194.

Rasmussen, P.R. (2005). The schizoid prototype. In: P.R. Rasmussen (Ed.), *Personality-guided cognitive-behavioral therapy* (p. 73–87). Washington, DC, US: American Psycho-logical Association.

Remschmidt, H. (1997). Das Asperger-Syndrom. Eine zu wenig bekannte Störung? *Deutsches Ärzteblatt 97, 19,* 1296.

Rotenstein, O.H., McDermut, W., Bergman, A., Young, D., Zimmerman, M. & Chelminski, I. (2007). The validity of DSM-IV passive-aggressive (negativistic) personality disorder. *Journal of Personality Disorders, 21* (1), 28–41. http://doi.org/10.1521/pedi.2007.21.1.28

Sachse, R. (1990). Schwierigkeiten im Explizierungsprozeß psychosomatischer Klienten: Zur Bedeutung von Verstehen und Prozeßdirektivität. *Zeitschrift für Klinische Psychologie, Psychopathologie und Psychotherapie, 38,* 191–205.

Sachse, R. (1993). Gesprächspsychotherapie mit psychosomatischen Klienten: Eine theoretische Begründung der Indikation. In: L. Teusch und J. Finke (Hrsg.), *Die Explizierung der Krankheitslehre der Gesprächspsychotherapie auf der Ebene eines sprachpsycho-logischen Modells* (S. 173–193). Heidelberg: Asanger.

Sachse, R. (1995a). *Der psychosomatische Klient in der Praxis: Grundlagen einer effektiven Therapie mit „schwierigen" Klienten.* Stuttgart: Kohlhammer.

Sachse, R. (1995b). Psychosomatische Störungen als Beeinträchtigung der Selbstregulation. In: S. Schmidtchen, G.-W. Speierer & H. Linster (Hrsg.), *Die Entwicklung der Person und ihre Störung* (Bd. 2, S. 83–116). Köln: GwG.

Sachse, R. (1995c). Zielorientierte Gesprächspsychotherapie: Effektive psychotherapeutische Strategien bei Klienten und Klientinnen mit psychosomatischen Magen-Darm-Erkrankungen. In: J. Eckert (Hrsg.), *Forschung zur Klientenzentrierten Psychotherapie: Aktuelle Ansätze und Ergebnisse* (S. 27–49). Köln: GwG.

Sachse, R. (1997a). *Persönlichkeitsstörungen: Psychotherapie dysfunktionaler Interaktionsstile.* Göttingen: Hogrefe.

Sachse, R. (1997b). Clientgerichte Psychotherapie bij psychosomatische stoornissen. *Tijdschrift voor Clientgerichte Psychotherapie, 35,* 5–32.

Sachse, R. (1997c). Zielorientierte Gesprächspsychotherapie bei Klienten mit psychosomatischen Störungen. Therapiekonzepte und Ergebnisse. *Gesprächspsychotherapie und Personenzentrierte Beratung, 28,* 90–107.

Sachse, R. (1998). Goal-oriented Client-centered Psychotherapy of Psychosomatic Disorders. In: L. Greenberg, J. Watson & G. Lietaer (Eds.), *Handbook of experiential Psychotherapy* (p. 295–327). New York: Guilford.

Sachse, R. (1999). *Persönlichkeitsstörungen. Psychotherapie dysfunktionaler Interaktionsstile* (2. Auflage). Göttingen: Hogrefe.

Sachse, R. (2000). Der Einfluss von Persönlichkeitsstörungen auf den Therapieprozess. In: E. Parfy, H. Rethenbacher, R. Sigmund, R. Schoberger & C. Butschek (Hrsg.), *Bindung und Interaktion. Dimensionen der professionellen Beziehungsgestaltung* (S. 85–111). Wien: Facultas.

Sachse, R. (2001a). Persönlichkeitsstörung als Interaktionsstörung: Der Beitrag der Gesprächspsychotherapie zur Modellbildung und Intervention. *Psychotherapie, 5* (2), 282–292.

Sachse, R. (2001b). *Psychologische Psychotherapie der Persönlichkeitsstörungen.* Göttingen: Hogrefe.

Sachse, R. (2002). *Histrionische und narzisstische Persönlichkeitsstörungen.* Göttingen: Hogrefe.

Sachse, R. (2003). *Klärungsorientierte Psychotherapie.* Göttingen: Hogrefe.

Sachse, R. (2004a). Schwierige Interaktionssituationen im Psychotherapieprozess. In: W. Lutz, J. Kosfelder & J. Joormann (Hrsg.), *Misserfolge und Abbrüche in der Psychotherapie* (S. 123–144). Bern: Huber.

Sachse, R. (2004b). Histrionische und narzisstische Persönlichkeitsstörungen. In: R. Merod (Hrsg.), *Behandlung von Persönlichkeitsstörungen* (S. 357–404). Tübingen: DGVT-Verlag.

Sachse, R. (2004c). *Persönlichkeitsstörungen. Leitfaden für eine Psychologische Psychotherapie.* Göttingen: Hogrefe.

Sachse, R. (2005). Was wirkt in der Behandlung von Persönlichkeitsstörungen? In: N. Saimeh (Hrsg.), *Was wirkt? Prävention - Behandlung - Rehabilitation* (S. 222–229). Bonn: Psychiatrie-Verlag.

Sachse, R. (2006a). *Persönlichkeitsstörungen verstehen - Zum Umgang mit schwierigen Klienten.* Bonn: Psychiatrie-Verlag.

Sachse, R. (2006b). Narzisstische Persönlichkeitsstörungen. *Psychotherapie, 11* (2), 241–246.

Sachse, R. (2006c). *Psychologische Psychotherapie bei chronisch entzündlichen Darmerkrankungen.* Göttingen: Hogrefe.

Sachse, R. (2007a). Therapie der narzisstischen und histrionischen Persönlichkeitsstörungen: Zwei Fallberichte. In: S. Barnow (Hrsg.), *Persönlichkeitsstörungen: Ursachen und Behandlungen* (S. 404–410). Bern: Huber.

Sachse, R. (2007b). Klärungsorientierte Psychotherapie bei chronisch entzündlichen Darmerkrankungen. In: J. Kriz & T. Slunecko (Hrsg.), *Gesprächspsychotherapie* (S. 286–294). Wien: Facultas UTB.

Sachse, R. (2008). Histrionische und narzisstische Persönlichkeitsstörung. In: M. Hermer & B. Röhrle (Hrsg.), *Handbuch der therapeutischen Beziehung* (Bd. 2, S. 1105–1125). Tübingen: DGVT-Verlag.

Sachse, R. (2009). Psychotherapeuten als Experten. In: R. Sachse, J. Fasbender, J. Breil & O. Püschel (Hrsg.), *Grundlagen und Konzepte Klärungsorientierter Psychotherapie* (S. 269–291). Göttingen: Hogrefe.

Sachse, R. (2013). *Persönlichkeitsstörungen: Leitfaden für eine psychologische Psychotherapie* (2., überarbeitete und erweiterte Auflage). Göttingen: Hogrefe.

Sachse, R. (2014a). Klärungsorientierte Verhaltenstherapie des Narzissmus. *Psychotherapie, 19* (1), 1–9.

Sachse, R. (2014b). Therapeutischer Umgang mit Emotionen. In: R. Sachse & T.A. Langens (Hrsg.), *Emotionen und Affekte in der Psychotherapie* (S. 73–87). Göttingen: Hogrefe.

Sachse, R. (2014c). *Manipulation und Selbsttäuschung. Wie gestalte ich mir die Welt so, dass sie mir gefällt: Manipulationen nutzen und abwenden.* Berlin: Springer.

Sachse, R. (2014d). Klärungsorientierte Verhaltenstherapie der dependenten Persönlichkeitsstörung. *Persönlichkeitsstörungen: Theorie und Therapie, 18* (2), 119–128.

Sachse, R. (2014e). Klärungsorientierte Verhaltenstherapie der schizoiden Persönlichkeitsstörung. *Psychotherapie im Dialog, 3,* 56–59.

Sachse, R. (2015). Änderungs- und Stabilisierungsmotivation in der Therapie und ihre therapeutische Beeinflussung. In: R. Sachse, S. Schirm & S. Kiszkenow-Bäker (Hrsg.), *Klärungsorientierte Psychotherapie in der Praxis* (S. 111–121). Lengerich: Pabst.

Sachse, R. (2016a). *Klärungsprozesse in der Klärungsorientierten Psychotherapie.* Göttingen: Hogrefe. http://doi.org/10.1026/02789-000

Sachse, R. (2016b). Was sind und was sollen Klärungsprozesse? In: R. Sachse & M. Sachse (Hrsg.), *Klärungsprozesse in der Praxis II* (S. 15–29). Lengerich: Pabst.

Sachse, R., Atrops, A., Wilke, F. & Maus, C. (1992). *Focusing: Ein emotionszentriertes Psychotherapie-Verfahren.* Bern: Huber.

Sachse, R., Breil, J. & Fasbender, J. (2009). Beziehungsmotive und Schemata: Eine Heuristik. In: R. Sachse, J. Fasbender, J. Breil & O. Püschel (Hrsg.), *Grundlagen und Konzepte Klärungsorientierter Psychotherapie* (S. 66–88). Göttingen: Hogrefe.

Sachse, R., Breil, J., Sachse, M. & Fasbender, J. (2013). *Klärungsorientierte Psychotherapie der dependenten Persönlichkeitsstörung.* Göttingen: Hogrefe.

Sachse, R. & Fasbender, J. (2013). Interaktionsschwierigkeiten im Therapieprozess bei Klienten mit narzisstischer und histrionischer Persönlichkeitsstörung. In: H.W. Hofert & U. Härter (Hrsg.), *Schwierige Patienten* (S. 203–214). Bern: Huber.

Sachse, R., Fasbender, J. & Breil, J. (2009). Klärungsprozesse: Was soll im Therapieprozess geklärt werden? In: R. Sachse, J. Fasbender, J. Breil & O. Püschel (Hrsg.), *Grundlagen und Konzepte Klärungsorientierter Psychotherapie*, 36–64. Göttingen: Hogrefe.

Sachse, R., Fasbender, J., Breil, J. & Sachse, M. (2012). *Klärungsorientierte Psychotherapie der histrionischen Persönlichkeitsstörung.* Göttingen: Hogrefe.

Sachse, R., Fasbender, J. & Sachse, M. (2014). *Klärungsorientierte Psychotherapie der selbstunsicheren Persönlichkeitsstörung.* Göttingen: Hogrefe.

Sachse, R., Kiszkenow-Bäker, S. & Schirm, S. (2015). *Klärungsorientierte Psychotherapie der zwanghaften Persönlichkeitsstörung.* Göttingen: Hogrefe. http://doi.org/10.1026/02713-000

Sachse, R. & Langens, T.A. (2014). *Emotionen und Affekte in der Psychotherapie.* Göttingen: Hogrefe.

Sachse, R., Langens, T.A. & Sachse, M. (2012). *Klienten motivieren – Therapeutische Strategien zur Stärkung der Änderungsbereitschaft.* Bonn: Psychiatrie-Verlag.

Sachse, R. & Sachse, C. (2006). *Wie ruiniere ich meine Beziehung – aber endgültig?* (2. Auflage). Stuttgart: Klett-Cotta.

Sachse, R. & Sachse, M. (2010). *Klärungsorientierte Psychotherapie bei Persönlichkeitsstörungen.* Göttingen: Hogrefe.

Sachse, R. & Sachse, M. (2011). Implikationsstrukturen: Verstehen, Modellbildung und therapeutische Explizierungen. In: R. Sachse, J. Fasbender, J. Breil & M. Sachse (Hrsg.), *Perspektiven Klärungsorientierter Psychotherapie II* (S. 94–172). Lengerich: Pabst.

Sachse, R., Sachse, M. & Fasbender, J. (2010). *Klärungsorientierte Psychotherapie von Persönlichkeitsstörungen.* Göttingen: Hogrefe.

Sachse, R., Sachse, M. & Fasbender, J. (2011). *Klärungsorientierte Psychotherapie der narzisstischen Persönlichkeitsstörung.* Göttingen: Hogrefe.

Sachse, R., Sachse, M. & Fasbender, J. (2014). *Klärungsorientierte Psychotherapie der selbstunsicheren Persönlichkeitsstörung.* Göttingen: Hogrefe.

Sachse, R., Sachse, M. & Fasbender, J. (2016). *Grundlagen Klärungsorientierter Psychotherapie.* Göttingen: Hogrefe. http://doi.org/10.1026/02789-000

Samuels, J., Eaton, W.W., Bienvenu, J. III, Brown, C.H., Costa, P.T., Jr. & Nestadt, G. (2002). Prevalence and correlates of personality disorders in a community sample. *British Journal of Psychiatry, 180,* 536–542. http://doi.org/10.1192/bjp.180.6.536

Samuels, J., Nestadt, G., Romanoski, A.J., Folstein, M.F. & McHugh, P.R. (1994). DSM-III personality disorders in the community. *American Journal of Psychiatry, 151,* 1055–1062. http://doi.org/10.1176/ajp.151.7.1055

Segal, Z.V., Williams, J.M.G. & Teasdale, J.D. (2002). *Mindfulness-based cognitive therapy for depression: a new approach to preventing relapse.* New York: Guilford Press.

Shapiro, S.L., Schwartz, G.E. & Bonner, G. (1998). Effects of Mindfulness-Based Stress Reduction on Medical and Premedical Students. *Journal of Behavioral Medicine, 21* (6), 581–599. http://doi.org/10.1023/A:1018700829825

Skodol, A.E., Grilo, C.M., Keyes, K.M., Geier, T., Grant, B.F. & Hasin, D.S. (2011). Relationship of personality disorders to the course of major depressive disorder in a nationally representative sample. *The American Journal of Psychiatry, 168* (3), 257–264. http://doi.org/10.1176/appi.ajp.2010.10050695

Stone, M.H. (1993). *Abnormalities of Personality.* New York: Norton.

Tantam, D. (2000). Psychological disorder in adolescents and adults with Asperger syndrome. *Autism, 4* (1), 47–62. http://doi.org/10.1177/1362361300004001004

Thylstrup, B. & Hesse, M. (2009). "I am not Complaining" – Ambivalence Construct in Schizoid Personality Disorder. *American Journal of Psychotherapy, 63* (2), 147–167.

Torgersen, S. (2009). Prevalence, sociodemographics, and functional impairment. In: J.M. Oldham, A.E. Skodol & D.S. Bender (Eds.), *Essentials of personality disorders* (p. 83–102). Washington, DC: American Psychiatrc Publishing.

Triebwasser, J., Chemerinski, E., Roussos, P. & Siever, L.J. (2012). Schizoid personality disorder. *Journal of Personality Disorders, 26* (6), 919–926. http://doi.org/10.1521/pedi.2012.26.6.919

Vereycken, J., Vertommen, H. & Corveleyn, J. (2002). Authority conflicts and personality disorders. *Journal of Personality Disorders, 16* (1), 41–51. http://doi.org/10.1521/pedi.16.1.41.22556

Weissman, M.M. (1993). The epidemiology of personality disorders: A 1990 update. *Journal of Personality Disorders, 7* (1), 44–62.

Wetzler, S. & Morey, L.C. (1999). Passive-aggressive personality disorder: The demise of a syndrome. *Psychiatry: Interpersonal and Biological Processes, 62* (1), 49–59. http://doi.org/10.1080/00332747.1999.11024851

Wiggins, J.S. & Pincus, A.L. (1992). Personality: Structure and assessment. *Annual Review of Psychology, 43,* 473–504. http://doi.org/10.1146/annurev.psych.43.1.473

Williams, P., Haigh, R. & Fowler, D. (2005). „Cluster A" personality disorders. In: G.O. Gabbard, J.S. Beck & J. Holmes (Eds.), *Oxford textbook of psychotherapy,* 261–267. New York, NY, US: Oxford University Press.

Willutzki, U. & Teismann, T. (2013). *Ressourcenaktivierung in der Psychotherapie.* Göttingen: Hogrefe.

Wolff, S. (1998). Schizoid personality in childhood: The links with Asperger syndrome, schizophrenia spectrum disorders, and elective mutism. In: E. Schopler, G.B. Mesibov & L.J. Kunce (Eds.), *Asperger syndrome or high-functioning autism?* (p. 123–142). New York, NY, US: Plenum Press.

Wolff, S. (2000). Schizoid personality in childhood and Asperger syndrome. In: A. Klin, F.R. Volkmar & S.S. Sparrow (Eds.), *Asperger syndrome* (p. 278–305). New York, NY, US: Guilford Press.

Wurll, P. (2007). Achtsamkeit als therapeutische Grundhaltung. In: U. Anderssen-Reuster (Hrsg.), *Achtsamkeit in Psychotherapie und Psychosomatik. Haltung und Methode,* 69–77. Stuttgart: Schattauer.

Yan, C., Liu, W.H., Cao, Y. & Chan, R.C.K. (2011). Self-reported pleasure experience and motivation in individuals with schizotypal personality disorders proneness. *East Asian Archives of Psychiatry, 21* (3), 115–122.
Yanes, P.K., Tiffany, S.T. & Roberts, J.E. (2010). Cognitive therapy for co-occurring depression and behaviors associated with passive-aggressive personality disorder. *Clinical Case Studies, 9* (5), 369–382. http://doi.org/10.1177/1534650110383307
Yontef, G. (2001). Psychotherapy of schizoid process. *Transactional Analysis Journal, 31* (1), 7–23 http://doi.org/10.1177/036215370103100103.

Praxis der Psychotherapie von Persönlichkeitsstörungen

Herausgeber: Rainer Sachse / Philipp Hammelstein / Thomas Langens

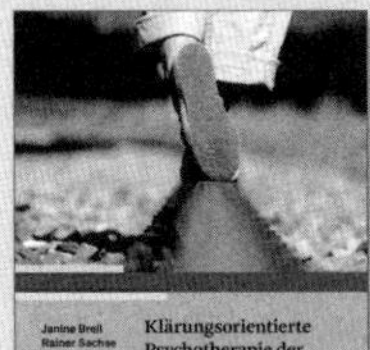

Janine Breil / Rainer Sachse
Klärungsorientierte Psychotherapie der Borderline-Persönlichkeitsstörung
Band 8: 2017, ca. 150 Seiten, ca. € 24,95 / CHF 32.50
ISBN 978-3-8017-2808-3
Auch als eBook erhältlich

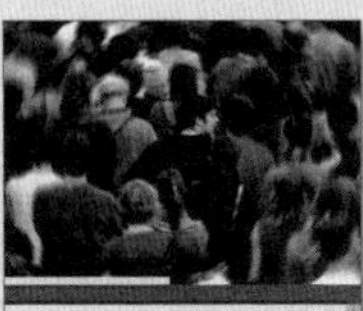

Rainer Sachse / Stefanie Kiszkenow-Bäker / Sandra Schirm
Klärungsorientierte Psychotherapie der zwanghaften Persönlichkeitsstörung
Band 7: 2015, 100 Seiten, € 22,95 / CHF 29.90
ISBN 978-3-8017-2713-0
Auch als eBook erhältlich

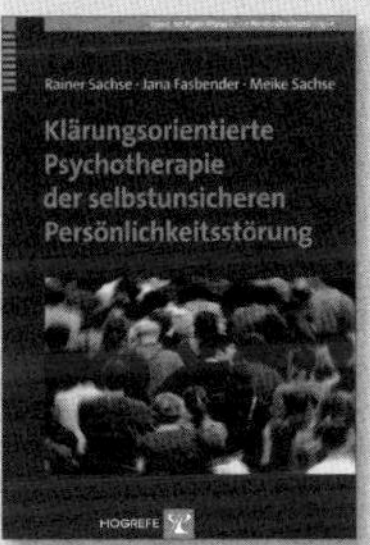

Rainer Sachse / Jana Fasbender / Meike Sachse
Klärungsorientierte Psychotherapie der selbstunsicheren Persönlichkeitsstörung
Band 6: 2014, 93 Seiten, € 22,95 / CHF 32.90
ISBN 978-3-8017-2619-5
Auch als eBook erhältlich

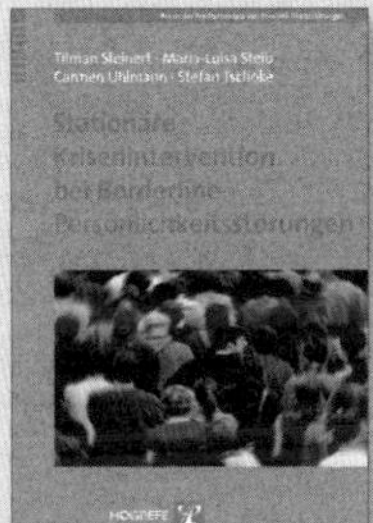

Tilman Steinert / Maria-Luisa Steib / Carmen Uhlmann / Stefan Tschöke
Stationäre Krisenintervention bei Borderline-Persönlichkeitsstörungen
Band 5: 2014, 116 Seiten, € 22,95 / CHF 32.90
ISBN 978-3-8017-2545-7
Auch als eBook erhältlich

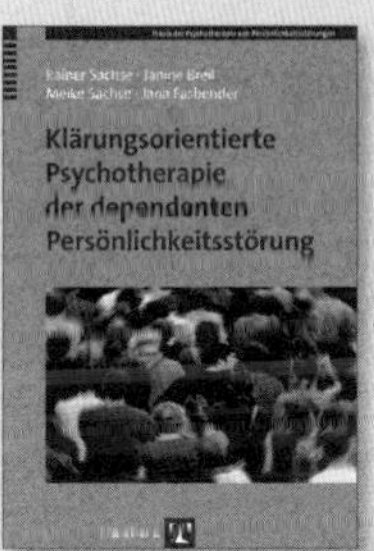

Rainer Sachse / Janine Breil / Meike Sachse / Jana Fasbender
Klärungsorientierte Psychotherapie der dependenten Persönlichkeitsstörung
Band 4: 2013, 112 Seiten, € 22,95 / CHF 32.90
ISBN 978-3-8017-2515-0
Auch als eBook erhältlich

Die Bände der Reihe können einzeln oder zur Fortsetzung bestellt werden.

Ihr Vorteil: Direkte und bequeme Lieferung jedes neuen Bandes sofort nach Erscheinen.

hgf.io/pdptvps

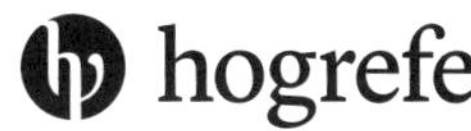

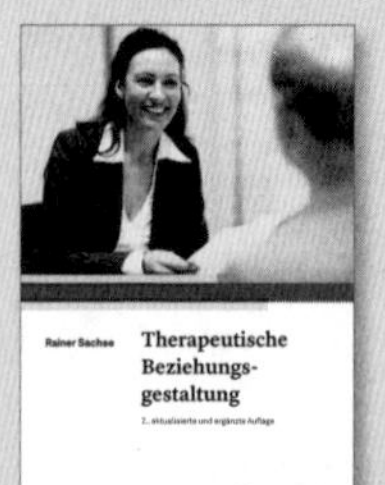

Rainer Sachse
Therapeutische Beziehungs-gestaltung

2., akt. und erg. Auflage 2016, 124 Seiten,
€ 24,95 / CHF 32.50
ISBN 978-3-8017-2718-5
Auch als eBook erhältlich

Eine tragfähige Therapeut-Klient-Beziehung ist das zentrale Element einer erfolgreichen Therapie. Dieser Band erklärt, wie sie hergestellt und aktiv gestaltet werden kann.

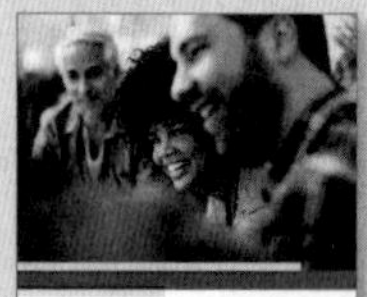

Rainer Sachse
Klärungsprozesse in der Klärungs-orientierten Psychotherapie

2015, 125 Seiten,
€ 24,95 / CHF 32.50
ISBN 978-3-8017-2726-0
Auch als eBook erhältlich

Dieses Buch vermittelt Therapeuten, worauf sie bei der Klärung von Schemata achten sollten und unter welchen Bedingungen sie die Klienten-Prozesse durch welche Strategien konstruktiv steuern können.

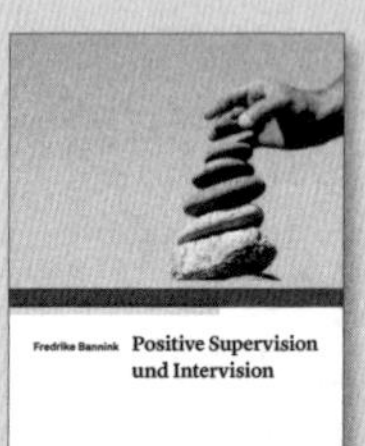

Fredrike P. Bannink
Positive Supervision und Intervision

2017, ca. 237 Seiten,
ca. € 34,95 / CHF 45.50
ISBN 978-3-8017-2804-5
Auch als eBook erhältlich

Das Buch erläutert, wie positive Supervision und Intervision gestaltet werden können und veranschaulicht das Vorgehen anhand von Beispielen und Übungen. Supervisoren im Bereich Psychotherapie, Coaching, Mediation, Schule, Sport und Wirtschaft erhalten zahlreiche Anregungen.

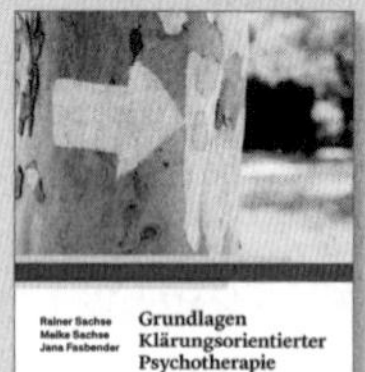

Rainer Sachse / Meike Sachse / Jana Fasbender
Grundlagen Klärungs-orientierter Psychotherapie

2016, 171 Seiten,
€ 24,95 / CHF 32.50
ISBN 978-3-8017-2789-5
Auch als eBook erhältlich

Das vorliegende Buch stellt die Rahmenkonzeption der Klärungsorientierten Psychotherapie (KOP) dar: Die grundlegenden Prinzipien, Vorgehensweise und Strategien, die zum Verständnis des Ansatzes erforderlich sind. Es stellt Anwendungsgebiete von KOP dar sowie die störungsspezifischen Varianten.

www.hogrefe.com

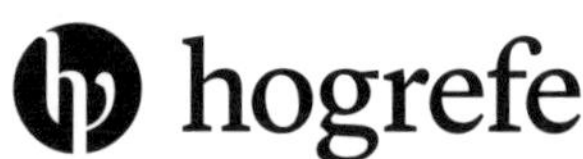